U0308418

中国古医籍整理丛书

脏腑性鉴

明·贾所学　著

清·尤乘　增补

胡冬裴　校注

中国中医药出版社

·北　京·

图书在版编目（CIP）数据

脏腑性鉴/（明）贾所学著；（清）尤乘增补；胡冬裴校注 . —北京：
中国中医药出版社，2016. 12（2022. 8 重印）
（中国古医籍整理丛书）
ISBN 978 - 7 - 5132 - 3613 - 3

Ⅰ . ①脏… Ⅱ . ①贾… ②尤… ③胡… Ⅲ . ①脏腑—学说
②脏腑辨证 Ⅳ . ①R223. 1 ②R241. 6

中国版本图书馆 CIP 数据核字（2016）第 214955 号

中国中医药出版社出版
北京经济技术开发区科创十三街 31 号院二区 8 号楼
邮政编码 100176
传真 010 - 64405721
廊坊市祥丰印刷有限公司印刷
各地新华书店经销

开本 710×1000 1/16 印张 8 字数 69 千字
2016 年 12 月第 1 版 2022 年 8 月第 3 次印刷
书号 ISBN 978 - 7 - 5132 - 3613 - 3

定价 25. 00 元
网址 www. cptcm. com

服 务 热 线 010 - 64405510
购 书 热 线 010 - 89535836
维 权 打 假 010 - 64405753

微信服务号 zgzyycbs
微商城网址 https://kdt. im/LIdUGr
官 方 微 博 http://e. weibo. com/cptcm
天猫旗舰店网址 https://zgzyycbs. tmall. com

国家中医药管理局
中医药古籍保护与利用能力建设项目
组织工作委员会

主　任　委　员　王国强

副 主 任 委 员　王志勇　李大宁

执 行 主 任 委 员　曹洪欣　苏钢强　王国辰　欧阳兵

执行副主任委员　李　昱　武　东　李秀明　张成博

委　　　　　员

各省市项目组分管领导和主要专家

　（山东省）武继彪　欧阳兵　张成博　贾青顺

　（江苏省）吴勉华　周仲瑛　段金廒　胡　烈

　（上海市）张怀琼　季　光　严世芸　段逸山

　（福建省）阮诗玮　陈立典　李灿东　纪立金

　（浙江省）徐伟伟　范永升　柴可群　盛增秀

　（陕西省）黄立勋　呼　燕　魏少阳　苏荣彪

　（河南省）夏祖昌　刘文第　韩新峰　许敬生

　（辽宁省）杨关林　康廷国　石　岩　李德新

　（四川省）杨殿兴　梁繁荣　余曙光　张　毅

各项目组负责人

　王振国（山东省）　　王旭东（江苏省）　　张如青（上海市）

　李灿东（福建省）　　陈勇毅（浙江省）　　焦振廉（陕西省）

　蔡永敏（河南省）　　鞠宝兆（辽宁省）　　和中浚（四川省）

项目专家组

顾　问　马继兴　张灿玾　李经纬

组　长　余瀛鳌

成　员　李致忠　钱超尘　段逸山　严世芸　鲁兆麟
　　　　郑金生　林端宜　欧阳兵　高文柱　柳长华
　　　　王振国　王旭东　崔　蒙　严季澜　黄龙祥
　　　　陈勇毅　张志清

项目办公室（组织工作委员会办公室）

主　任　王振国　王思成

副主任　王振宇　刘群峰　陈榕虎　杨振宁　朱毓梅
　　　　刘更生　华中健

成　员　陈丽娜　邱　岳　王　庆　王　鹏　王春燕
　　　　郭瑞华　宋咏梅　周　扬　范　磊　张永泰
　　　　罗海鹰　王　爽　王　捷　贺晓路　熊智波

秘　书　张丰聪

前 言

    中医药古籍是传承中华优秀文化的重要载体，也是中医学传承数千年的知识宝库，凝聚着中华民族特有的精神价值、思维方法、生命理论和医疗经验，不仅对于传承中医学术具有重要的历史价值，更是现代中医药科技创新和学术进步的源头和根基。保护和利用好中医药古籍，是弘扬中国优秀传统文化、传承中医学术的必由之路，事关中医药事业发展全局。

    1949 年以来，在政府的大力支持和推动下，开展了系统的中医药古籍整理研究。1958 年，国务院科学规划委员会古籍整理出版规划小组在北京成立，负责指导全国的古籍整理出版工作。1982 年，国务院古籍整理出版规划小组召开全国古籍整理出版规划会议，制定了《古籍整理出版规划（1982—1990）》，卫生部先后下达了两批 200 余种中医古籍整理任务，掀起了中医古籍整理研究的新高潮，对中医文化与学术的弘扬、传承和发展，发挥了极其重要的作用，产生了不可估量的深远影响。

    2007 年《国务院办公厅关于进一步加强古籍保护工作的意见》明确提出进一步加强古籍整理、出版和研究利用，以及

"保护为主、抢救第一、合理利用、加强管理"的方针。2009年《国务院关于扶持和促进中医药事业发展的若干意见》指出，要"开展中医药古籍普查登记，建立综合信息数据库和珍贵古籍名录，加强整理、出版、研究和利用"。《中医药创新发展规划纲要（2006—2020）》强调继承与创新并重，推动中医药传承与创新发展。

2003~2010年，国家财政多次立项支持中国中医科学院开展针对性中医药古籍抢救保护工作，在中国中医科学院图书馆设立全国唯一的行业古籍保护中心，影印抢救濒危珍本、孤本中医古籍1640余种；整理发布《中国中医古籍总目》；遴选351种孤本收入《中医古籍孤本大全》影印出版；开展了海外中医古籍目录调研和孤本回归工作，收集了11个国家和2个地区137个图书馆的240余种书目，基本摸清流失海外的中医古籍现状，确定国内失传的中医药古籍共有220种，复制出版海外所藏中医药古籍133种。2010年，国家财政部、国家中医药管理局设立"中医药古籍保护与利用能力建设项目"，资助整理400余种中医药古籍，并着眼于加强中医药古籍保护和研究机构建设，培养中医古籍整理研究的后备人才，全面提高中医药古籍保护与利用能力。

在此，国家中医药管理局成立了中医药古籍保护和利用专家组和项目办公室，专家组负责项目指导、咨询、质量把关，项目办公室负责实施过程的统筹协调。专家组成员对古籍整理研究具有丰富的经验，有的专家从事古籍整理研究长达70余年，深知中医药古籍整理研究的重要性、艰巨性与复杂性，履行职责认真务实。专家组从书目确定、版本选择、点校、注释等各方面，为项目实施提供了强有力的专业指导。老一辈专家的学术水平和智慧，是项目成功的重要保证。项目承担单位山东中医药大学、南京中医药大学、上海中医药大学、福建中医药大学、浙江省中医药研究院、陕西省中医药研究院、河南省中医药研究院、辽宁中医药大学、成都中医药大学及所在省市中医药管理部门精心组织，充分发挥区域间互补协作的优势，并得到承担项目出版工作的中国中医药出版社大力配合，全面推进中医药古籍保护与利用网络体系的构建和人才队伍建设，使一批有志于中医学术传承与古籍整理工作的人才凝聚在一起，研究队伍日益壮大，研究水平不断提高。

本着"抢救、保护、发掘、利用"的理念，该项目重点选择近60年未曾出版的重要古医籍，综合考虑所选古籍的保护价值、学术价值和实用价值。400余种中医药古籍涵盖了医经、基础理论、诊法、伤寒金匮、温病、本草、方书、内科、外科、女科、儿科、伤科、眼科、咽喉口齿、针灸推拿、养生、医案医话医论、医史、临证综合等门类，跨越唐、宋、金元、明以迄清末。全部古籍均按照项目办公室组织完成的行业标准《中医古籍整理规范》及《中医药古籍整理细则》进行整理校注，绝大多数中医药古籍是第一次校注出版，一批孤本、稿本、抄本更是首次整理面世。对一些重要学术问题的研究成果，则集中收录于各书的"校注说明"或"校注后记"中。

"既出书又出人"是本项目追求的目标。近年来，中医药古籍整理工作形势严峻，老一辈逐渐退出，新一代普遍存在整理研究古籍的经验不足、专业思想不坚定等问题，使中医古籍整理面临人才流失严重、青黄不接的局面。通过本项目实施，搭建平台，完善机制，培养队伍，提升能力，经过近5年的建设，锻炼了一批优秀人才，老中青三代齐聚一堂，有效地稳定了研究队伍，为中医药古籍整理工作的开展和中医文化与学术的传承提供必备的知识和人才储备。

本项目的实施与《中国古医籍整理丛书》的出版，对于加强中医药古籍文献研究队伍建设、建立古籍研究平台，提高古籍整理水平均具有积极的推动作用，对弘扬我国优秀传统文化，推进中医药继承创新，进一步发挥中医药服务民众的养生保健与防病治病作用将产生深远影响。

第九届、第十届全国人大常委会副委员长许嘉璐先生，国家卫生计生委副主任、国家中医药管理局局长、中华中医药学会会长王国强先生，我国著名医史文献专家、中国中医科学院马继兴先生在百忙之中为丛书作序，我们深表敬意和感谢。

由于参与校注整理工作的人员较多，水平不一，诸多方面尚未臻完善，希望专家、读者不吝赐教。

国家中医药管理局中医药古籍保护与利用能力建设项目办公室

二〇一四年十二月

许 序

"中医"之名立，迄今不逾百年，所以冠以"中"字者，以别于"洋"与"西"也。慎思之，明辨之，斯名之出，无奈耳，或亦时人不甘泯没而特标其犹在之举也。

前此，祖传医术（今世方称为"学"）绵延数千载，救民无数；华夏屡遭时疫，皆仰之以度困厄。中华民族之未如印第安遭染殖民者所携疾病而族灭者，中医之功也。

医兴则国兴，国强则医强。百年运衰，岂但国土肢解，五千年文明亦不得全，非遭泯灭，即蒙冤扭曲。西方医学以其捷便速效，始则为传教之利器，继则以"科学"之冕畅行于中华。中医虽为内外所夹击，斥之为蒙昧，为伪医，然四亿同胞衣食不保，得获西医之益者甚寡，中医犹为人民之所赖。虽然，中国医学日益陵替，乃不可免，势使之然也。呜呼！覆巢之下安有完卵？

嗣后，国家新生，中医旋即得以重振，与西医并举，探寻结合之路。今也，中华诸多文化，自民俗、礼仪、工艺、戏曲、历史、文学，以至伦理、信仰，皆渐复起，中国医学之兴乃属必然。

迄今中医犹为国家医疗系统之辅，城市尤甚。何哉？盖一则西医赖声、光、电技术而于20世纪发展极速，中医则难见其进。二则国人惊羡西医之"立竿见影"，遂以为其事事胜于中医。然西医已自觉将入绝境：其若干医法正负效应相若，甚或负远逾于正；研究医理者，渐知人乃一整体，心、身非如中世纪所认定为二对立物，且人体亦非宇宙之中心，仅为其一小单位，与宇宙万象万物息息相关。认识至此，其已向中国医学之理念"靠拢"矣，虽彼未必知中国医学何如也。唯其不知中国医理何如，纯由其实践而有所悟，益以证中国之认识人体不为伪，亦不为玄虚。然国人知此趋向者，几人？

国医欲再现宋明清高峰，成国中主流医学，则一须继承，一须创新。继承则必深研原典，激清汰浊，复吸纳西医及我藏、蒙、维、回、苗、彝诸民族医术之精华；创新之道，在于今之科技，既用其器，亦参照其道，反思己之医理，审问之，笃行之，深化之，普及之，于普及中认知人体及环境古今之异，以建成当代国医理论。欲达于斯境，或需百年欤？予恐西医既已醒悟，若加力吸收中医精粹，促中医西医深度结合，形成21世纪之新医学，届时"制高点"将在何方？国人于此转折之机，能不忧虑而奋力乎？

予所谓深研之原典，非指一二习见之书、千古权威之作；就医界整体言之，所传所承自应为医籍之全部。盖后世名医所著，乃其秉诸前人所述，总结终生行医用药经验所得，自当已成今世、后世之要籍。

盛世修典，信然。盖典籍得修，方可言传言承。虽前此50余载已启医籍整理、出版之役，惜旋即中辍。阅20载再兴整理、出版之潮，世所罕见之要籍千余部陆续问世，洋洋大观。

今复有"中医药古籍保护与利用能力建设"之工程，集九省市专家，历经五载，董理出版自唐迄清医籍，都400余种，凡中医之基础医理、伤寒、温病及各科诊治、医案医话、推拿本草，俱涵盖之。

嘻！璐既知此，能不胜其悦乎？汇集刻印医籍，自古有之，然孰与今世之盛且精也！自今而后，中国医家及患者，得览斯典，当于前人益敬而畏之矣。中华民族之屡经灾难而益蕃，乃至未来之永续，端赖之也，自今以往岂可不后出转精乎？典籍既蜂出矣，余则有望于来者。

谨序。

第九届、十届全国人大常委会副委员长

许嘉璐

二〇一四年冬

王　序

中医学是中华民族在长期生产生活实践中，在与疾病作斗争中逐步形成并不断丰富发展的医学科学，是中国古代科学的瑰宝，为中华民族的繁衍昌盛作出了巨大贡献，对世界文明进步产生了积极影响。时至今日，中医学作为我国医学的特色和重要医药卫生资源，与西医学相互补充、相互促进、协调发展，共同担负着维护和促进人民健康的任务，已成为我国医药卫生事业的重要特征和显著优势。

中医药古籍在存世的中华古籍中占有相当重要的比重，不仅是中医学术传承数千年最为重要的知识载体，也是中医为中华民族繁衍昌盛发挥重要作用的历史见证。中医药典籍不仅承载着中医的学术经验，而且蕴含着中华民族优秀的思想文化，凝聚着中华民族的聪明智慧，是祖先留给我们的宝贵物质财富和精神财富。加强对中医药古籍的保护与利用，既是中医学发展的需要，也是传承中华文化的迫切要求，更是历史赋予我们的责任。

2010 年，国家中医药管理局启动了中医药古籍保护与利用能力建设项目。这既是传承中医药的重要工程，也是弘扬优秀民族文化的重要举措，不仅能够全面推进中医药的有效继承和创新发展，为维护人民健康做出贡献，也能够彰显中华民族的璀璨文化，为实现中华民族伟大复兴的中国梦作出贡献。

相信这项工作一定能造福当今，嘉惠后世，福泽绵长。

国家卫生和计划生育委员会副主任

国家中医药管理局局长

中华中医药学会会长

王国强

二〇一四年十二月

马 序

　　新中国成立以来，党和国家高度重视中医药事业发展，重视古籍的保护、整理和研究工作。自 1958 年始，国务院先后成立了三届古籍整理出版规划小组，分别由齐燕铭、李一氓、匡亚明担任组长，主持制订了《整理和出版古籍十年规划（1962—1972）》《古籍整理出版规划（1982—1990）》《中国古籍整理出版十年规划和"八五"计划（1991—2000）》等，而第三次规划中医药古籍整理即纳入其中。1982 年 9 月，卫生部下发《1982—1990 年中医古籍整理出版规划》，1983 年 1 月，中医古籍整理出版办公室正式成立，保证了中医古籍整理出版规划的实施。2002 年 2 月，《国家古籍整理出版"十五"（2001—2005）重点规划》经新闻出版署和全国古籍整理出版规划领导小组批准，颁布实施。其后，又陆续制定了国家古籍整理出版"十一五"和"十二五"重点规划。国家财政多次立项支持中国中医科学院开展针对性中医药古籍抢救保护工作，文化部在中国中医科学院图书馆专门设立全国唯一的行业古籍保护中心，国家先后投入中医药古籍保护专项经费超过 3000 万元，影印抢救濒危珍、善、孤本中医古籍 1640 余种，开展了海外中医古籍目录调研和孤本回归工作。2010 年，国家财政部、国家中医药管理局安排国家公共卫生专项资金，设立了"中医药古籍保护与利用能力建设项目"，这是继 1982～1986 年第一批、第二批重要中医药古籍整理之后的又一次大规模古籍整理工程，重点整理新中国成立后未曾出版的重要古籍，目标是形成并普及规范的通行本、传世本。

为保证项目的顺利实施，项目组特别成立了专家组，承担咨询和技术指导，以及古籍出版之前的审定工作。专家组中的许多成员虽逾古稀之年，但老骥伏枥，孜孜不倦，不仅对项目进行宏观指导和质量把关，更重要的是通过古籍整理，以老带新，言传身教，培养一批中医药古籍整理研究的后备人才，促进了中医药古籍保护和研究机构建设，全面提升了我国中医药古籍保护与利用能力。

作为项目组顾问之一，我深感中医药古籍保护、抢救与整理工作的重要性和紧迫性，也深知传承中医药古籍整理经验任重而道远。令人欣慰的是，在项目实施过程中，我看到了老中青三代的紧密衔接，看到了大家的坚持和努力，看到了年轻一代的成长。相信中医药古籍整理工作的将来会越来越好，中医药学的发展会越来越好。

欣喜之余，以是为序。

中国中医科学院研究员

马继兴

二〇一四年十二月

校注说明

《脏腑性鉴》，由明·贾所学（九如）著，清·尤乘增补，成书于清康熙二十三年甲子（1684），刊刻于清康熙二十七年（1688）。《脏腑性鉴》重点介绍脏腑生理。全书以扁鹊《人镜经》内容为主线，兼辑《内经》《难经》及历代诸家对脏腑功能的论述，图文并见，内容丰富。

本次整理选用清康熙二十七年戊辰（1688）刻本（现藏于天津医学高等专科学校图书馆）为底本。上海图书馆藏刻本《博物知本》丛书（1691）（简称上图刻本）、中国中医科学院藏刻本《博物知本三种》（1691）、中国中医科学院藏刻本《脏腑性鉴经络全书合刻》（1689）、国家图书馆藏刻本《博物知本三种》（1690）作为校本。

一、作者生平

《脏腑性鉴》为贾所学著，尤乘生洲增补。

贾所学，字九如，明代本草学家。鸳州（今浙江嘉兴）人。研究方书，著《药品化义》十三卷（一名《辨药指南》）。另著《脉法指归》。

尤乘，清代医家（生卒年代不详）。字生洲，号无求子。空山学道者，吴门（今江苏苏州吴县）人。初习儒，后改习医，就受业于名医李中梓，尽得其传，并遍访名医，学问大增。后至京师就良师学习针灸，并在京任太医院御前侍直，后告辞归里，潜心著作。尤氏传世著述有《寿世青编》，对李中梓之《诊家正眼》《本草通玄》《病机沙篆》进行增补，成《士材三书》，又增补《经络全书》，补辑《脏腑性鉴》。

二、版本情况

（一）成书年代

按《博物知本》尤乘叙所撰年份为康熙甲子年（1684），《博物知本·叙》记载："余用是增补《脏腑性鉴》《经络全书》二种，合刻问世。"在康熙二十三年（1684）七月的太医院奏疏中有此记载。

《博物知本·序》尤侗（1618—1704，诗人）所撰序的年份为康熙庚午年（1690），《博物知本·序》曰："今复辑《经络全书》《脏腑性鉴》合而梓之，名曰《博物知本》，而请予为之序。予批阅良久，知《脏腑性鉴》原本扁鹊《人镜经》，北齐徐仲融传之临安钱君，檇李贾君发明其义。""皇上南巡，生洲曾以此书进呈。"说明《脏腑性鉴》1690年之前已经完成，而《博物知本》尚未出版。

尤乘《博物知本·又序》所撰年份为康熙辛未年（1691），《博物知本·又序》记载："今又纂刻博物知本—脏腑—经络。"

鉴于上述资料，《脏腑性鉴》成书于1684年，清康熙二十七年戊辰（1688）刊刻问世（存于天津医学高等专科学校图书馆），尤乘复辑《经络全书》《脏腑性鉴》，现合而梓之，名曰《博物知本》，于1691年出版（现存于天津医学高等专科学校图书馆）。

（二）版本类型

1. 刻本

单行刻本：《脏腑性鉴》，清康熙二十七年戊辰（1688）刻本，存于天津医学高等专科学校图书馆。无残缺。《脏腑性鉴》4本。

丛书刻本：清康熙三十年辛未（1691）林屋绣刻本，存于国家图书馆、中国中医科学院图书馆、天津医学高等专科学校图书馆、河北医科大学图书馆、上海图书馆、中国科学院上海生命科学信息中心生命科学图书馆。

2. 抄本

单行本抄本：《脏腑性鉴》，存于辽宁中医药大学图书馆。

丛书版抄本：《博物知本》抄本，存于上海中医药大学图书馆、宁波市图书馆。

该本古籍国内外尚未见校注本。

三、底本选择

《脏腑性鉴》，清康熙二十七年戊辰（1688）刻本，存于天津医学高等专科学校图书馆，《中医图书联合目录》《全国中医联合目录》《中国中医古籍总目》记载出版年月均为1688年。无残缺。

本次校注选用天津医学高等专科学校图书馆《脏腑性鉴》（清康熙二十七年戊辰（1688）刻本作为底本，共四册，总139页，每页16列，每列16字左右，约35000字。

第一册：《脏腑性鉴》卷上目次，共47页，约12000字。内容包括脏腑性鉴总论、肝脏性解、肝脏图注、胆腑性、胆腑图注、心脏性解、心脏图注、小肠腑性。

第二册：《脏腑性鉴》共30页，约7700字。内容包括小肠图注、脾脏性解、脾脏图注、胃腑性解、胃腑图。

第三册：《脏腑性鉴》卷下目次，共32页，约8200字。内容包括目录、肺脏性解、肺脏图注、大肠腑性、大肠图、肾脏性。

第四册：《脏腑性鉴》卷下目次，共29页，约7400字。内容包括肾脏图、膀胱性、膀胱图、三焦图、诊法、心包络图。

选用的校本有：上海图书馆丛书刻本《博物知本四种八类》（简称上图丛书版），共有 32 册，包括《脏腑性鉴》《经络全书》以及《药品辨义》；中国中医科学院《博物知本三种》中《脏腑性鉴》分为四册；中国中医科学院《脏腑性鉴》《经络全书》二书合刻本；国家图书馆《博物知本三种》中《脏腑性鉴》分为三册；天津医学高等专科学校图书馆《博物知本》，《经络全书》《脏腑性鉴》合刊，于 1691 年出版，其中《脏腑性鉴》四册。比较结果，内容基本一致，唯有成书分册有区别。

四、校注原则

本次整理遵循以下校注原则：

1. 原书繁体竖排，改为简体横排，并采用现代标点方法进行标点。

2. 原书中异体字、古字、俗写字改为规范简化字。

3. 原书中通假字，保留原字，于首见处出注说明。

4. 原书中所引前代文献，简注说明，内容与原文一致时，用"语见"表示，不完全一致时用"语本"表示。

5. 卷上目录及篇章前"吴门尤乘生洲增补，同学胡芝秀晨敷参订；弟尤世英循俟、采受先参校"及"尤乘重辑"字样均删除。

6. 凡底本中出现的不规范药名，统一径改为规范药名，不出校记。

7. 底本中目录与正文不一致者，据正文改。如目录原作"肝脏性解""肝脏图注"等，今据正文改为"肝脏性""肝脏图"等。

8. 原书中凡表示方位的"左""右"一律直接改为"下""上"。

9. 原书文前有资助刊刻者名单，今删。

目 录

卷　上

总　论[①]

　　《内经》曰：通天之纪从地之理[②]。以人合之，变化为用。何也？盖人肖天地而生，天垂五气，主风热湿燥寒，在人五腑相应；地布五运，主木火土金水，在人五脏相应。故古之至人，穷乎天地阴阳之道，以推脏腑体性，立所苦所欲，所宜所恶之论。所以洞彻病原为用药制方，补泻调治之法。夫脏腑体本块然[③]，神识虚灵，中含情性，是以一体各具一神，一神各具一性，性复各殊，违逆其性，则苦而恶，从顺其性，则欲而宜。调治之道，随性之顺逆以为补泻，投其所欲，便谓之补，投其所苦，便谓之泻，补泻由于苦欲，苦欲因乎脏性，故脏性为病因之本，医理之源，用药之根据，奈未有发明其旨者。余详考经文，及诸书典语，参五气休旺之变，五行生克之机，发明脏腑体性，苦欲好恶之义，虚实寒热之理，补母泻子之法，使良工按脏原病，按病用药，则思过半矣。

---

①　总论：目录原作"性鉴总论"。
②　通天之纪从地之理：语见《素问·六元正纪大论》。
③　块然：安然无动于衷貌。

肝脏性

肝属足厥阴经，肝藏魂，主藏血，故夜卧归藏一身之血。藏象地运，其体属木，木色多紫，其气春生，其位东方，其臭气羶，其质味酸，其德主仁，其性好生，其华在爪，主生筋膜，通气于目，亦开窍于目。其系上属心肺，下亦无窍。肝居东方震位，《易》曰：万物出乎震①。震为荣发之始，所以五脏中取肝列为首，以为发生之源。故肝血旺周身之气俱旺，东垣所谓诸阳气根于阴血中②是也。

肝象震木，木性浮，苦急欲散，恶风喜和。肝气喜疏散，郁遏则躁劲，躁劲易摧折，违其性矣。故《经》曰：肝苦急以甘缓之③。宜用熟地、天麻，甘和者缓其劲，解其束缚，使遂其性。若劲急甚，当以山栀味苦者清其气。如妇人隐忧不发，多生肝火，以至劲急者，当用左金丸治之使平。若抑其肝气不得上达，令人胁痛。急也④，敛也，肝性之所苦也，违其性而苦之，肝斯虚矣。

观木之象，扶苏条达，知肝之用，升发开展，故《经》曰：肝欲散，以辛散之⑤。宜用川芎、丹皮，苦辛者，清之散之，从顺其性，是即为补。所谓用辛，补肝也，是明以散为补也。

---

① 万物出乎震：语见《易经·说卦》。
② 诸阳气根于阴血中：语见《脾胃论·脾胃胜衰论》。
③ 肝苦急以甘缓之：语本《素问·脏气法时论》。
④ 也：上图刻本作"者"。
⑤ 肝欲散以辛散之：语本《素问·脏气法时论》。

若过于疏散，又当制之，宜用白芍微酸者收之，以平其性，是即为泻。凡涩味，用同乎酸，甚则以龙胆之苦涩者，调肝气之实，此皆谓用酸泻肝也。酸走筋，筋病无多食酸，《尚书》曰：曲直作酸[①]。肝木之味本酸，肝虚则脏性自见，常思酸以助之，用山茱萸之体，滋润。味甘酸者，以酸走肝，而养肝血，如六味丸中用之是也。

凡气以类应，在天为风，在人为肝，类也，所以风独伤肝，故《经》曰：肝恶风[②]。风伤肝于阳，宜用柴胡等以疏表邪，至阳盛则筋热，手足筋急拘挛者，宜用黄芩等以凉内热。

肝喜畅遂而和缓，如气滞不利，则拂郁为痞闷，为腹满，为腰疼，宜用香附等开解之，越鞠丸中用之是也。

肝木温和，其化向荣。如木折则枝萎，萎枯则失温，戴人所谓肝本温，虚则凉，宜用熟地、川芎、当归、天麻、枣仁、柏子仁甘温之品温养肝脏。总之肝常宜清之，郁宜疏之，虚宜温之。

以咸探吐，咸取润下，吐取宣畅之义。《经》曰木郁则达之[③]是也。

肝在志为怒，血旺则含藏而不发。如老年及病后，妇人产后，皆血虚不能养肝，故易为怒。若生平多怒者，系禀气偏于肝耳。肝气有余，怒发不止，以悲感之事惕之，

---

① 曲直作酸：语见《尚书·洪范》。
② 肝恶风：语本《素问·宣明五气》。
③ 木郁则达之：语本《素问·六元正纪大论》。

《经》云：悲胜怒也①。又云：虚则恐，实则怒②。

恚怒气逆，则上而不下，则伤肝。

久行伤筋，劳伤肝也。

损其肝者缓其中，肝苦急，急食甘以缓之。《经》曰：肝者，罢极之本，魂之居也，其华在爪，其充在筋，以生血气，此谓阳中之少阳，通于春气③，为牡脏。

东方青色，入通于肝，开窍于目，藏精于肝，其病发惊骇。

精气并于肝则忧。

《经》曰：肝青象木，肝得水而沉④，木得水而浮。何也？然肝者，非为纯木也，乙角也，庚之合，大言阴与阳，小言夫与妇，释其微阳而吸其微阴之气，其意乐金，又行阴道多，故令肝得水而沉也，肝熟而复浮，故知乙当归甲也。熟，一作热。

肝热病者，左颊先赤，小便先黄，腹疼，多卧，身热，热争则狂言及惊，胁满痛，手足躁，不得安卧，庚辛甚，甲乙大汗，气逆则庚辛死，刺足厥阴、少阳⑤。

肝有邪，则两胁痛，中寒中恶，血在内胕，善瘈节肘肿⑥。胕，胫腨之处。

---

① 悲胜怒也：语见《素问·阴阳应象大论》。
② 虚则恐实则怒：语见《灵枢·本神》。
③ 肝者，罢极之本……通于春气：语本《素问·六节藏象论》。
④ 肝青象木……故知乙当归甲也：语本《难经·三十三难》。
⑤ 肝热病者……刺足厥阴、少阳：语本《素问·刺热》。
⑥ 肝有邪……善瘈节肘肿：语本《灵枢·五邪》。

肝胀者，胁下肿满，而痛引小腹。

肝水者，腹大不能自转侧，两胁下腹中痛。

肝著者，著音灼。其病人常欲蹈其胸上，先未若时但欲饮热①。著，本病也，先未若时，指病时也。

脾移寒于肝，痈肿筋挛②。

脾移热于肝，则为惊衄③。

肝疟者，令人色苍苍然，太息，其状若死者，刺足厥阴见血④。中封穴。

肝咳之状，咳则两胁下痛，甚则不可以转，转则两胠下满⑤。胠即胁。

肝风之状，多汗恶风，善怒色微苍，嗌干，善怒时憎，女子诊在目下，其色青。

肝瘅者，夜卧则惊多饮数，小便上引小腹，如怀妊状。

肝病主胸中喘，怒骂，其脉沉，胸中窒，欲令推按之，有热鼻窒。推挤也。

凡有所坠堕，恶血留内，若有所大怒，气上而不下，积于左胁下则伤肝，肝伤其人脱肉不卧，口欲得张，时时手足清，目瞑瞳神痛。清冷也。

肝积曰肥气，在左胁下。

---

① 肝著者……但欲饮热：语本《脉经·卷六》。
② 脾移寒于肝痈肿筋挛：语见《素问·气厥论》。
③ 脾移热于肝则为惊衄：语见《素问·气厥论》。
④ 肝疟者……足厥阴见血：语本《素问·刺疟》。
⑤ 肝咳之状……两胠下满：语本《素问·咳论》。

肝气虚，则梦园苑生花草，盛则梦怒，厥气客于肝，则梦山林树木。

肝俞在脊九椎旁，募在乳下期门。

肝色，青欲如翠羽者生，如草滋者死。又云：青欲如苍璧之泽，不欲如蓝。又云：青欲如缟裹绀。

肝脏图

《难经》曰：肝重四斤四两①。

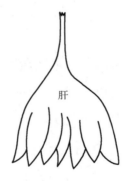

《卮言》曰：肝者，干也，象木枝干也。

肝者，将军之官，谋虑出焉②。凡七叶，左三右四，居于膈下，并胃著脊之第九椎，《刺禁论》曰：肝生于左③。滑

---

① 肝重四斤四两：语见《难经·四十二难》。

② 卮言曰……谋虑出焉：《卮言》为书名。语本明代崇贞元年（1828）翟良著《经络汇编·足厥阴肝经》。

③ 肝生于左：语见《灵枢·刺禁论》。

氏①曰：肝之为脏，其治在左，其脏在左胁右肾之间。其属木，其色青，其声呼，其味酸，其液泣，其志怒，其所主者筋。其所藏者，魂与血，所恶者风，上应于目，外应于爪甲。旺于春，相于冬，废于夏，囚于季夏，死于秋。其旺日甲乙，旺时平旦，日出，其困日戊己，困时食时日昳，其死日庚辛，死时晡时日入，是经多血少气，丑时气血注此②。《本脏篇》云：肝小则脏安无胁下之病，肝大则逼胃迫咽，迫咽则苦膈中且胁下痛。肝高则上支贲切胁，悗为息贲。肝下则逼胃而胁下空，胁下空则易受邪。肝坚则脏安难伤，肝脆则善病消瘅易伤。肝端正则和利难伤，肝偏倾则胁下痛也③。青色小理者肝小，粗理者肝大，广胸反骹者肝高，合胁免骹者肝下，胸胁好者肝坚，胁骨弱者肝脆，膺腹好相得者肝端正，胁骨偏举者，肝偏倾也。

肝脏苦欲补泻。苦欲者，犹言好恶也，违其性故苦，遂其性故欲。欲者，是本脏之神所好也，即补也。苦者，是本脏之神所恶也，即泻也。补泻系乎苦欲，苦欲因乎脏性，虚则补母，实则泻子，斯则五行相生相克性道之理也。

肝胆补泻用药法

肝胆木，味辛，补；酸，泻。气温，补；凉泻。

---

① 滑氏：滑寿（约1304—1386），字伯仁，晚号撄宁生，元代医学家，祖籍襄城（今河南襄城县），后迁仪真（今江苏仪征县），又迁余姚（今浙江余姚县）。
② 肝之为脏……气血注此：语见《十四经发挥》。
③ 肝小则……胁下痛也：语见《灵枢·本脏》。

　　肝苦急，急食甘以缓之，欲散，急食辛以散之，以辛补之，以酸泻之。肝气盛，则苦急，缓与急反，故以甘和之。肝木病，因受制于金，散则金不制，而木得旺，故欲散。辛能散，故急食辛以散之，辛能益肝，故用辛以补之。酸能泻木，故以酸泻之，酸性收而逆肝，故曰泻也。

　　肝苦急，急食甘以缓之甘草。欲散，急食辛以散之川芎。以辛补之细辛。以酸泻之芍药。虚以生姜、陈皮之类补之。《经》曰：虚则补其母①。水能生木，肾乃肝之母，肾水也，苦以补肾，熟地黄柏是矣，如无他证，钱氏地黄丸熟地、丹皮、山药、茯苓、山萸、泽泻主之。实则白芍药泻之，如无他证，钱氏泻青丸当归、胆草、川芎、栀仁、羌活、防风、熟大黄主之。实则泻其子，心乃肝之子，以甘草泻心。

　　本病，诸风眩晕，僵仆，强直，惊痫，两胁肿痛，胸胁满痛，呕血，小腹疝痛，疝瘕，女人经病。标病，寒热疟头痛，吐涎，目赤，面青，多怒，耳闭颊肿，筋挛，卵缩，丈夫癫疝，女人少腹肿痛，阴病。

有余泻之

泻子甘草。

行气香附、川芎、瞿麦、牵牛、青橘皮。

行血红花、桃仁、鳖甲、莪术、三棱、苏木、丹皮、山甲、水蛭、虻虫、大黄、赤芍。

镇惊雄黄、金箔、铁落、真珠、胡粉、铅丹、银箔、龙骨、代

　　① 虚则补其母：语见《难经·六十九难》。

赭石、夜明砂、石决明。

　　搜风_{羌活、荆芥、薄荷、槐子、独活、防风、皂荚、乌头、僵}蚕、蝉蜕、白花蛇、白附子。

不足补之

　　补母_{枸杞、杜仲、狗脊、熟地黄、苦参、草薢、阿胶、菟丝子。}

　　补血_{当归、牛膝、续断、白芍药、血竭、没药、川芎。}

　　补气_{天麻、柏子仁、白术、甘菊花、细辛、决明、密蒙、谷精、}生姜。

本热寒之

　　泻木_{芍药、泽泻、乌梅、吴茱萸。}

　　泻火_{黄连、黄芩、苦茶、猪胆、龙胆草、龙荟。}

　　攻里_{大黄。}

标热发之

　　和解_{柴胡、半夏。}

　　解肌_{桂枝、麻黄。}

自　病

肝主风，自病则风搐拘急。急食甘以缓之，佐以酸苦，以辛散之。实搐力大，泻青丸。虚搐力小，地黄丸。

实　邪

心乘肝实邪，壮热而搐，利惊丸。

贼　邪

肺乘肝贼邪，气盛则前伸，呵欠微搐，法当泻肺。先补本脏，地黄丸；后泻肺，泻白散。

微　邪

脾乘肝微邪，多睡体重，搐甚。先定搐，泻青丸。搐止，再见后症则别法治之。

虚　邪

肾乘肝虚邪，憎寒呵欠而搐，羌活膏。

贼鬼邪

凡肝经得病，必先察其肺肾两脏，原其起病，然后复审肝经之虚实。肝乃肾之子，金者木之贼，今肝得病，若非肾水，不能相生，必是肺金鬼来相攻，故须审。其来在肺先治肺，攻其鬼也；其来在肾，先补肾，滋其根也。方审本脏虚实，而用剂以治之。若肺克肝，肝既受病，宜用后方。

肺克肝方

前胡、杏仁、贝母、紫菀、麻黄、黄芩、桔梗、柴胡、丹皮、苏子各一钱，苍术六分，上为散，每服三钱，水一钟，煎六分，热服。

泻青丸一名泻肝丸

羌活、防风、草龙胆①、川芎、栀子仁、当归、大黄各等分。

上为末，炼蜜丸，如鸡豆大，每服十丸，竹叶汤

---

① 草龙胆：上图刻本为"龙胆草"。

化下。

泻热汤 治肝热阳伏，喘闷目昏，狂乱之症

麻黄、升麻、干葛三钱，石膏三钱，栀子仁、大青、元参、知母、茯苓各一钱半，芍药三钱。

上水二钟，煎八分，去渣，入竹沥一栈①，再煎沸，食前热服，欲利去芍，加芒硝。

补肝汤 治肝不足，两胁满，筋急不得太息，四肢厥，发呛，心腹痛，目昏及女人心痛，乳痛，消渴，口干，面青之症皆治

山萸肉、甘草、肉桂各三钱，桃仁一钱，柏子仁、细辛、茯苓、防风各二钱，大枣三枚。

补肝散 治左胁，偏痛，宿食不消，及目眵风泪之症

山萸肉、天雄、肉桂、茯苓、人参各五分，防风、干姜、丹参、厚朴、细辛、桔梗各一两，川芎、白术、独活、五加皮、大黄各五钱，甘菊、甘草各六钱，贯仲、神曲、麦芽各二两，陈皮八钱。

上为末，酒服方寸匕，日二服。

补肝丸

四物加防风、羌活、为末，炼蜜丸服。

镇肝丸 治肝虚

泻青丸 去栀子仁、大黄，水法丸服。

肝热方 治肝实热，上攻眼目，赤肿疼痛

连翘、菊花、牛蒡子、白蒺藜、防风、羌活、蔓荆

---

① 栈：上图刻本为"盏"。

子、荆芥穗各五钱，龙荟。

上为末，每服一钱，滚汤调下。

肝冷方治肝虚冷，多困口淡，耳鸣眼昏，面青黄色，神气不快

川芎、肉桂、黄芪、石斛、当归、蒺藜、防风、羌活、白芷、吴茱萸、附子炮、桑寄生、五味子、藿香、沉香以上各等分，木香减半。

上为末，每服三钱，水一钟，枣一枚，煎五沸，热服。

胆热半夏汤治胆腑实热，精神不守

半夏、老姜各三两，黄芩一两，酸枣仁四合，生地四两，远志肉、茯苓各二两，秫米五升。

上为剂，以千里水一斗，煮米令蟹目沸三十余，澄取五升，入药煮三升，分四服。

温胆汤治大病后，虚烦不眠，此胆寒故也

二陈加枳实、竹茹

安胆汤治胆虚冷，头疼心悸，如人将捕，精神不守

人参、五味子、茯苓、远志、酸枣仁、川芎、麦冬、地黄等分，桑寄生五钱。

上为末，每服三钱，水一钟，枣仁二枚，煎七分去渣服。

凉胆方治胆热口苦，神昏多卧，左关脉实大

黄连、黄芩、茯苓、麦冬、升麻各等分。

上为末，每服三钱，水一钟，煎七分，食远服。

枣仁丸治胆气实热，不得安卧，神不安

茯神、枣仁、远志肉、柏子仁、防风各一两，枳壳、生地黄各五钱，青竹茹三钱。

上为末，炼蜜丸，如桐子大，每服七十丸，滚白汤送下。

左金丸治肝脏火实，左胁作痛者，此方主之

黄连六两，炒，吴茱萸一两，汤泡

上共为末，作丸如桐子大，每服三四十丸，白汤下。

当归龙荟丸治风热蓄积，时发惊悸，筋惕搐搦，噎塞不利，肠胃燥涩，狂越等症，此方主之

当归、龙胆草、栀子、黄连、黄柏、黄芩各一两，大黄酒浸，青黛、芦荟各五钱，木香、麝香各一钱，一方木香一钱，麝五分。

共为末，蜜丸如豆大，每服一钱，随人加减。

胆腑性

胆属足少阳经，腑象天气，其体属风，风色青，其令长生，其臭气和，其汁味苦，其性好洁，主生筋膜，其华在爪，如爪厚者胆壮，爪枯者胆亏。胆居东方巽位，巽者，顺也。胆气清升，则余脏从之宣化，故《经》曰：凡十一脏，皆取决于胆①。人身全藉少阳胆气为生发之主，是以五腑中，亦取胆列为首矣。肝包于胆外，以养胆汁，有入无出，名为清净之腑，人惟静养，使胆汁充满，则胆

---

① 凡十一脏皆取决于胆：语见《素问·六节藏象论》。

气壮盛，精神自旺。

胆象巽风，风性升，苦怯，欲壮，恶惊，畏热，喜平。

凡人夜卧，血归脏肝，胆失其养，睡多梦魇惊悸。

人惟忿怒太过，或久劳伤形，或尽力谋虑，或矜持志节，或思索文章，此数者，皆伤胆气，走散胆中真元，所以精神短少，神思困倦。

胆壮盛，则智生，胆虚怯，则痰聚。胆气不舒，则善太息。胆受怖，则面青脱色。胆气伤，则时惊悸。胆气积热，则口苦舌干，嗜卧困倦，诸呕吐酸，暴注下迫，耳肿目痛。治法郁宜开，惊宜平，热宜清，随症调治。

胆属①风，风和则清凉，狂则气冷，故曰：胆本凉，虚则寒，若志苦胆怯，虚烦不寐，法当温养，宜用炒香枣仁，煨软天麻，性味甘温者，以温胆体，如胆经血少，必藉胃气和畅，谷气升腾，则胆之精气始发。总之胆常宜清之，惊宜平之，虚宜温之。

夫胆病最难治，胆体属风，风性主动，动而拘急，风之象也，为病急暴，发则周远，无处不到，掉摇眩晕，顿僵卒仆，故《经》曰：诸暴强直，皆属于风②。但风性下软上坚，故病在阴部则柔，在阳部则劲。若胆病发于下，则热伤血分，患在筋，手足拘挛，屈缩而不能伸。或患在

---

① 属：上图刻本作"为"。
② 诸暴强直皆属于风：语见《素问·至真要大论》。

脉，四肢软弱瘫痪，多见委柔之象。胆病发于上则痰火升越，患上宫天吊①，角弓反张，或牵引搐搦，或头摇手颤，眉角牵引，多见刚劲之象，要知惊风、风痫、中风、头风等病，非外感天气之风，悉出胆腑性气之风也，从来未辨，特为揭之。

胆经少血，故胆病有三禁，毋汗吐下，止宜和解。如苦志劳神者，多散走胆中真元，即患外感症，不宜大汗，若与妄治，令人体无膏泽，或作身痛，或时拘急，或至自汗，汗出凄然振寒，或筋脉缩，如痫如痓，甚至胆汁虚竭，则发枯爪干，目昏眉槁，此诸病候，治稍失宜，必至危殆。

五腑中，胃与小肠、大肠、膀胱，皆受浊气变化糟粕，泻而不藏，名曰传化之腑，独胆一腑藏于肝叶阴处，盛纳精汁，藏而不泻，故名奇恒之腑，又为清净之腑。

胆病者，善太息，口苦，呕宿汁，心澹澹然，如人将捕之，嗌中介介然，数唾，候在足少阳经，其脉陷下者灸之，其身寒热，刺阳陵泉。邪在胆，逆在胃，胆溢则口苦，胃逆则呕苦汁，刺三里以下，胃气逆，刺足少阳血络以闭胆②。

脾胃气虚不能饮食，由胆气不升，所以东垣有用升

---

① 上宫天吊：急惊风初起症状，发热，手足搐搦，上宫天吊，角弓反张。

② 胆病者……刺足少阳血络以闭胆：语本《脉经》卷第六《胆足少阳经病证》。

柴，左迁少阳甲胆之气。

胃移热于胆，则为食㑊。

胆胀者，胁下痛胀，口苦太息。

厥气客于胆则梦斗讼。

胆俞在十椎旁，募在乳下旁日月。

左关肝胆脉所出，沉短而弦急者，肝也，弦紧而浮长者，胆也。

肝脉弦而长，肝合筋，脉循经而行，持脉指法，如十二菽之重，按至筋，而脉道如筝弦象似为弦，次稍加力，脉道迢迢者为长。帝曰：春脉如弦，何如而弦？岐伯曰：春弦者，肝也，东方木也，万物之所以始生也，故其气来耎弱轻虚而滑，端直以长，故曰弦。反此病者。帝曰：何如而反？岐伯曰：其气来实而强，此为太过，病在外，其气来不实而微，此为不及，病在中。帝曰：春脉太过与不及，其病皆何如？岐伯曰：太过则令人善怒，忽忽眩冒而巅疾，其不及，则令人胸痛引背，下则两胁胠满，肝脉来，耎弱招招，如揭长竿末梢，曰肝平，肝脉来，盈实而滑，如循长竿，曰肝病，肝脉来，急益劲，如新张弓弦曰肝死[1]。

真肝脉至，中外急，如循刀刃，责责然，如按琴瑟弦，色责曰不泽，毛折乃死。责责，急劲而强也。肝脉搏坚而长，色不青，当病坠，若搏因血在胁下，令人喘逆，

---

[1] 帝曰春脉……曰肝死：语本《素问·平人气象论》。

其喫而散，色泽者，当病溢饮，溢饮者渴暴多饮，而溢入肌皮肠胃之外也。搏谓搏击于指也。

肝脉急甚为恶言，微急为肥气在胁下。

肝病胸满胁胀，善恚怒叫呼，身体有热而腹恶寒，四支不举，面目白，身清，其脉当弦长而急，今反短涩，其色当青而反白者，此金克木，死不治。清，冷也。

春肝脉欲弦而长，心脉欲弦而洪，脾脉欲弦而缓，肺脉欲弦而微浮，肾脉欲弦而沉濡，命门脉欲弦而滑。

胆腑图

《难经》曰：胆重三两三铢，长三寸，盛精汁三合，状如瓶①。

《卮言》曰：胆者，澹也，无所输受，澹澹状者也。

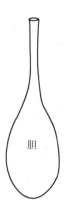

胆者，中正之官，决断出焉，凡余脏，皆取决于胆。又曰：中精之腑，号为将军，又为青肠，其位寄于肝之短

① 胆重三两三铢……状如瓶：语本《难经·四十二难》。

叶间，主藏而不泻，形如悬瓠，盛精汁三合，水色金精，无出入窍，不同六腑传化，受水之气，与坎同位。今人悲则泪出者，水得火而煎，阴必从阳也。老人胆汁悭，哭则无泪，笑则有泪，火盛水亏也，故胆热亦流泪，胆气虚则亦溢为泪。热则多眠，虚则不眠，是经多血少气，子时气血注此。

脏腑之中，相缀者惟二，一则脾缀于胃，一则胆缀于肝，胃惟上下贯通，故有出纳，胆系虽联于肝，无出无入，设或受大惊而胆丧，则胆汁始渗于外，而有目盲口苦之症，其位居右，而其治在左，以木属东故也。

《本脏篇》云：肝应爪，爪厚色黄者胆厚，爪薄色红者胆薄，爪坚青色者胆急，爪濡色赤者胆缓，爪直色白无约者胆直，爪恶色黑多纹者胆结也。

勇士则胆满而旁，怯士则胆不满而纵。

胆属木，为少阳相火，发生万物，为决断之官，十一脏之主主同肝。

本病，口苦，呕苦汁，善太息，澹澹如人将捕状，目昏不眠。

标病，寒热往来痁疟，胸胁痛，头额痛，耳痛，鸣聋，瘰疬，结核，马刀足，小指次指不用。

实火泻之

泻肝龙胆、牛膝、猪胆、生薏仁、黄连、苦茶、生枣仁、吴茱萸。

虚火补之

温胆人参、细辛、半夏、当归、地黄、炒酸枣仁、炒蕤仁。

本热平之

降火黄芩、黄连、芍药、连翘、甘草、龙荟。

镇惊黑铅、水银。

标热和之

和解柴胡、芍药、黄芩、半夏、甘草。

心脏性

心属手少阴经。心藏神，主生血，故生一身之血，繇①于心部，藏象地运，其体属火，火色中青，其气夏旺，其位南方，其臭气焦，其质味苦，其德主礼，其性好乐，其华在面，主生血脉，通气于舌，开窍于耳。心为君主之官，而五脏之系皆属焉，故心神旺则血充，血充则形盛矣。

心象离火，火性热，苦散欲软，恶热喜温。

夫少火生气，壮火食气。盖心为君火，清宁则统周身之气，散乱则气消矣，故《经》曰：心苦缓，以酸收之②。此缓字，当作散字看，宜用五味子、侧柏叶，收其涣散，使神自清，而气自王矣。

---

① 繇：古同"由"，自。上图刻本作"由"。

② 心苦缓以酸收之：语出《素问·脏气法时论》。

心本和平，人生役役，百劳焦心，心火燔灼，则为躁急，急则坚劲，故《经》曰：心欲软，以咸软之①。如病狂等症，邪火炽甚，宜用芒硝、玄明粉咸寒之品，降火清心，软其坚劲是即为补，所谓用咸补心也。若非火炽，而但邪热者，宜用黄连、石连子味苦之药，清其劲，润其燥，平其性，又所谓以苦补心也。

心为阳中之太阳，阳亢则害，外加暑蒸形役热物，皆阳类也，故《经》曰心恶热②，热则脉浊，宜用香薷、竹叶、石斛微苦者，以清其心，而益心气。

凡心静则神恬，若用心太过，时觉惴惴焉不自安者，是血不足以养神也，宜用丹参、生地、麦冬以补心血。

火政明曜，若火衰则伏明，明减则化冷，戴人所谓心本热，虚则寒，如心虚怯弱，宜用茯神、枣仁甘温者，使香透心气，温补心神。若至虚甚，惊悸、怔忡，少佐辰砂、肉桂分许，以热挽之。总之心常宜敛之，热宜清之，虚宜暖之。

心为君火，心包为相火，君主不动，相火代以用事，世称心痛，是心包为病，如心一痛则死。

心火禀炎上之性，喜畅而恶郁，郁之则火无焰能令人身反寒也。

心者声之根也，声清而韵者贵。若苦志劳神之士，未

---

① 以咸软之：语出《素问·脏气法时论》，原作"急食咸以软之"。
② 心恶热：语见《素问·宣明五气》。

有不耗心血，心血既亏，火易上炎，一经用心，即见面热、咽痛、头晕、心烦之症，大宜敛血养神，居常忌焚香，及禁食松子、瓜仁辛辣之味，甚则血少生痰，痰碍心窍，夜多梦魇惊悸，兼用远志、菖蒲、贝母以去客痰。

《经》云：心者生之本，神之处也，其华在面，其充在血脉，为阳中之太阳，通于夏气①。

南方赤色，入通于心，开窍于耳。心色赤而中虚，离之象也。心气通于舌，舌和则知五味矣。火精之气，其藏神，舌为心之官，言出于舌，舌非用窍故云耳也，盖手太阴之络会于耳中故也。

雷气通心故人闻雷而惧。

背为阳，阳中之阳，心也。

精气并于心则喜。

心恶热，心主血，血病无多食咸。

久视伤血，劳伤心也。

忧愁思虑则伤心。

损其心者，调其荣卫。心热病，额先赤，或先不乐，数日乃热，热争则心痛，烦闷善呕，头痛，面赤，无汗，壬癸甚，丙丁大汗，气逆则壬癸死，刺手少阴、太阳。心气虚则悲不已，实则笑不休。

心伤则惊喜忘，善怒，其人劳倦，即头面赤而下重，

---

① 心者生之本……通于夏气：语出《素问·六节藏象论》。此"处"当为"变"。

心痛彻背①烦热。

心疟者，令人烦心甚，欲得清水，反寒多，不甚热，刺手少阴神门。

肝移寒于心，在膈中，肝移热于心则死。

心咳之状，咳而心痛，喉中介介如梗状，甚则咽肿喉痹。心咳不已，小肠受之，其状咳而失气，气与咳俱失。

心风之状，多汗恶风，焦绝善怒吓，赤色，病甚则不可言快，诊在口，其色赤。诊，视也。

心痹者，脉不通，烦则心下鼓暴，上气而喘，嗌干善噫，厥气上则恐。

心气热则下脉厥而上，上则下脉虚，虚则生脉痿枢柝挈，胫纵而不任地也。心之积，名曰伏梁，在脐上。

心实梦受惊怪异，虚梦烟火飞明，又云：心气盛，则梦笑恐畏。

厥气客于小肠，则梦聚邑街衢。

心俞在脊第五椎旁，膜在腹上巨阙。

左寸心脉所出。浮大而散者，心也。

心脉浮大而散，心合血脉，循血脉而行，持脉指法，如六菽之重，按至血脉而得者为浮，稍稍加力，脉道粗者为大，又稍加力，脉道阔奕者为散也。

帝曰：夏脉何如而钩？岐伯曰：夏脉者，心也，南方火也，万物之所以盛长也，故其气来盛去衰，故曰钩，反

---

① 背：上图刻本作"皆"。

此者病。曰：何如而反？曰：其气来盛去亦盛，此为太过，病在外，其气来不盛去反盛，此为不及，病在中。又曰，夏脉太过与不及，其病皆何如？曰：太过则令人身热而肤痛，为浸淫，不及则令人烦心，上见咳、吐、下为气泄，心脉来，累累如连珠，如循琅玕，曰心平，脉来喘喘连属①，其中微曲曰心病，脉来前曲后居②，如操带钩曰心死。居不动而牢实。

真心脉至，坚而搏，如循薏苡子累累然，其色赤黑不泽，毛折乃死。

心病烦闷少气，大热，热上荡心，呕吐咳逆，狂言，汗出如珠，多厥，其脉当浮，今反沉而滑，其色当赤，而反黑者死，此水克火也。

心病搏坚而长，当病舌卷不能言，其耎而散者，当消渴自已。

夏心脉欲洪大而散，脾脉欲洪而迟缓，肺脉欲洪而浮涩，肾脉欲洪而沉滑，肝脉欲弦长而洪，命门脉与肾同。

《难经》曰：假令得心脉，其外证面赤、口干、喜笑，其内证脐上有动气，按之牢若痛，其病烦心，心痛，掌中热而哕，有是者心也，无是者非也。哕，干呕也③。

手少阴气绝则脉不通，血不流，而色泽去，故面黑如黧，此血先死，壬日笃，癸日死。

---

① 心脉来……喘喘连属：语本《素问·平人气象论》。
② 其中微曲……前曲后居：语本《素问·平人气象论》。
③ 假令得心脉……干呕也：语出《难经·十六难》。

心脏图

《难经》曰：心重十二两①。《尔雅》曰：心，织也，灵织细微，无物不贯也。

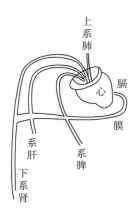

《卮言》曰：心者，深也，深居高拱，相火代之行事也。

观此图，则知肺脾肝肾，皆本心生。

心者，君主之官，神明出焉，位居肺系之下膈膜之上，附著于脊之第五椎，其象尖圆形如未敷②莲花，中有七孔三毛，盛精汁三合，主藏神，其窍亦有多寡不同，以导引天真之气，下无透窍，共有四系，以通四脏，其合脉，其荣色，开窍于舌，又上通于耳，与小肠为表里，旺于夏，绝于冬，其恶热，其味苦，苦走血，血病毋多食苦，不足则忧，有余则笑不休，是经少血多气，午时气血

---

① 心重十二两：语见《难经·四十二难》。

② 敷：上图刻本作"放"。

注此①。

华佗云：肺下右侧，可见心系，系于脊髓下，通于肾，其心系有二，一则上与肺通，一则自心入肺，两大叶间，曲折向后，并脊膂，细络相连，贯通脉髓，而与肾系相通也。

尤乘曰：四脏之系，皆通于心，心则通于四脏之系也，交相输，则其气血渗注联属故五脏皆有病，必干于心，其系上联于肺，其别自肺两叶，向后贯脊下肾，又自肾而之膀胱，与膀胱膜络，并行之于溲溺处也。肺之系者，上通气喉，其中与心系相通。脾之系者，自膈中微近左胁，居胃之上，并胃及包络，胃脘，相连贯膈，与膈膜相缀也。肝之系，自膈下著右肋，上贯膈，入肺中，与膈膜相连。肾之系，贴脊膂脂膜中，两肾二系相通而下行，其上与心系通也。

《本脏篇》云：心小则安，邪弗能伤，易伤以忧，心大则忧不能伤，易伤于邪，心高则满于肺中，悗而善忘，难开以言，心下则脏外易伤于寒易恐以言，心坚则脏安守固，心脆则善病消瘅热中，心端正则和利难伤心，偏倾，则操持不一，无守司也②。赤色小理者心小，粗理者心大，无髑骬者心高，髑骬小短举者心下，髑骬长者心下坚，髑骬弱小以薄者心脆，髑骬直下不举者心端正，髑骬倚一方者，心偏倾也③。

心、小肠补泻用药法

心、小肠火，味甘，补；苦，泻。气热，补；寒，泻。

① 心者君主……气血注此：语见《难经·四十二难》。
② 心小则安……无守司也：语见《灵枢·本脏》。
③ 赤色小理……心偏倾也：语见《灵枢·本脏》。

心苦缓，急食酸以收之五味，心欲软，急食咸以软之芒硝。以咸补之泽泻。以甘泻之。人参、黄芪、甘草。尤乘曰：心脉，虚，则苦于缓，缓则不收，酸性收敛，急食酸以收其缓。心属火，心病受制于水，奭则水不制火，而火自盛，是以心欲奭也，咸能奭，急食咸以奭之，咸益于心，故用咸以补之，甘缓其心，故用甘以泻之也。

虚以炒咸补之，虚则补其母，木能生火，肝乃心之母，肝，木也，以生姜补肝，如无他证，钱氏安神丸麦冬、茯苓、干山药、马牙硝、寒水石、甘草、硃砂、龙脑主之。

实则泻之，如无他证，钱氏泻心汤黄连细末，每服（一字至）半钱主之。轻则导赤散生地、木通、甘草、竹叶主之。

本病，诸热瞀瘛，惊惑，谵妄，烦乱，啼笑，骂詈，怔忡，健忘自汗，诸痛痒疮疡。

标病，肌热，畏寒，战慄，舌不能言，面赤，目黄，手心烦热，胸胁满痛，引腰背，肩胛肘臂。

火实泻之

泻子黄连、大黄。

气人参、甘草、赤茯苓、黄柏、木通。

血丹参、生地黄、牡丹皮、玄参。

镇惊朱砂、牛黄、紫石英。

神虚补之

补母细辛、酸枣仁、乌梅、生姜、陈皮。

气桂心、白茯苓、茯神、远志肉、石菖蒲、泽泻。

血当归、熟地、乳香、没药。

本热寒之

泻火黄芩、竹叶、麦冬、炒盐芒硝。

凉血地黄、栀子仁、天竺黄。

标热发之

散火甘草、独活、麻黄、柴胡、龙脑。

肺乘心为微邪，喘而热，泻白散。

肝乘心为虚邪，风热病，大羌活汤。

脾乘心为实邪，泄泻身热，泻黄散。

肾乘心为贼邪，恐怖恶寒，安神丸。

凡心脏得病，必先调其肝肾二脏，肾者心之鬼，肝气通，则心气和，肝气滞，则心气乏，故心病，先求于肝，是澄源也。五脏有病必先得其所胜，水能制火，则肾邪必传于心，故制其肾，逐其邪，诊其肝肾俱和，而心自病，则随其本经虚实而治之。

理肾散治肾邪相制于心，心既受病，先诊肾脉，观其病证，若肾邪干心，宜先用此

萆薢、牛膝、茯苓、石斛、续断各五钱，羌活、独活、木香、川芎各一钱。

上为末。用麝三铢，以小便化开，入蜜调炼，丸桐子大，每三十圆，盐汤下。

益肝散治肝气亏损，致心乏生气，遂生虚冷，心既受病，当诊见心肝脉俱弱，即先服此方

五味子、白术、熟地、川芎、山茱萸、甘草、黄芪、当归、防风、白石英、紫石英各等分。上为末，每服二钱，水一钟，枣二枚，煎八分，食前服。

安神丸正补心脏

麦门冬、马牙硝、白茯①、寒水石各六钱，山药七钱，甘草五钱，龙脑二分五厘，硃砂一钱。

上为末，炼蜜丸，如鸡豆大，每服半丸，砂糖汤下。

泻心汤丙火

黄连一两去须。

为末，每服一字，温水调服。

导赤散

生地、木通、甘草稍各等分，为末，每服三钱竹叶十片，水煎服。

定志丸补益心神，安魂魄，治痰，去胞中热邪，理肺胃肾三经

人参、茯神各三钱，白术、菖蒲、远志、朱砂、麦门冬各二钱。

上为末蜜丸桐子大，每服七丸，米饮下。

朱砂安神丸

朱砂水飞、甘草各五钱，黄连酒洗六钱，当归酒洗，生地黄各三钱。

上为末，汤浸蒸饼丸，如米大，每服十五丸，津唾咽下。

甘草泻心汤治心下痞硬，干噫食臭，胁下水气，腹中雷鸣下利

---

① 茯：上图刻本加"苓"。

甘草、半夏各八钱，黄芩、干姜、人参各一两，黄连三钱三分，大枣十二枚。

上水三升三合，煮取二升，去渣，再煎一升，日三服。治寒霍乱，加附子，呕加陈皮，渴加栝蒌根，痛加当归，客热加生姜，去干姜。

竹沥汤治心实热、惊梦、喜笑、恐畏

生地汁、竹沥各一升，石膏八两，芍药、白术、人参、栀仁各一两，赤石脂、紫菀、知母、茯神各二两。上十味，水九升，去渣，下竹沥再煎取三升。欲利加芒硝二两，分三服。

大补心汤治虚损心弱，惊惑妄语，力衰色枯

黄芩、附子各五分，甘草、茯苓、熟地黄、桂心、阿胶各一钱，半夏制、石膏、远志各二钱，生姜五钱，饴糖一两，枣二枚。水煎去渣下糖温服。

柴胡泽泻汤治小肠热胀有口疮

柴胡、泽泻、黄芩、陈皮、旋覆花、枳实、升麻各一钱，生地黄五钱。

上水三钟煎至半，入芒硝服。

大黄丸治小肠热结不通

大黄一两、芍药一两半，巴豆五粒去油，大戟一两半，葶苈一两，杏仁二十五粒，朴硝一两半。

上为末，蜜丸桐子大大人七丸小人二丸，白汤下。

退寒汤治小肠虚寒，肠滑，痛下赤白，此汤补之

当归、地榆各二钱，阿胶、茴香各一钱，石榴皮三钱。

上水煎去渣下胶煎化服。

肠冷方治小肠冷气，非时刺痛

茴香、蓬术、川芎、牛膝各五钱，桂一分。

上为末，每服二钱葱汤下。

肠热方治酒后频饮冷水，并梨子生冷，以冷裹热，结于小肠，脐下结块不通，肿连外肾，诊其脉结或短，此阴中伏阳也，此方主之

吴茱萸一钱，川芎、木通各五钱，半夏制，八分。

上为末每服三钱，水一钟，葱三茎，同煎至八分，空心和渣服。候肿处觉痒再服，其肿散，痒更甚，再服即愈。

椒附丸治小肠虚冷，小便频多

川椒炒出汗、桑螵蛸酒灸、龙骨、附子炮去皮脐、鹿茸酒蒸焙各等分。

上为末，酒糊丸，桐子大每服七十丸，盐汤下。

赤苓汤治小肠实热，面赤多汗，小便不利

槟榔、生地、黄芩各二钱，赤苓、麦冬去心，各二钱，赤芍、甘草各一钱五分。

上水钟半，姜三片，煎八分，去渣温服。

退热方治心经实热，或欲吐不吐，烦心，喘急，头痛

石膏二两，淡竹叶七钱，香豉一两，小麦二合，地骨皮九钱，茯苓五钱，栀子五枚。

上水二钟，煎一钟，去渣，温服。

天王补心丸终南宣律师，课诵劳心，梦天王授以此方，治思虑过度耗散心血，怔忡健忘心胸多汗，大便或闭或溏，小便或短或赤，口舌疮生

生地四两酒洗，人参、玄参、丹参酒炒、茯神、桔梗、

远志去骨炒各五钱，酸枣仁炒、柏子仁炒、天门冬去心、麦门冬去心、当归身酒洗、五味子焙各一两，辰砂水飞一两听用。

上为末，炼蜜丸，弹子大，将辰砂末为衣，临卧灯心汤，嚼化一丸。一方有石菖蒲四钱，无五味子，一方有甘草三钱。

小肠腑性

小肠属手太阳经，腑象天气，其体属热，热色红，故名赤肠。夏令生旺，其臭气臊，其质味苦，其性好行，主生血脉，本乎天之热气为用，长养万物，亦变化万物，故小肠为传化之腑。凡饮食入胃，渐下流行于小肠，而小肠下口，在大肠上口间，为阑门穴，又名分水穴，专司分理，饮食至此，分为两途，水饮渗输膀胱而通泄，糟粕下注大肠而传导，故曰肠胃为市，无物不容，寒热温凉皆从此运转，若调摄失宜，为病不一。

小肠气热，热性烈，苦滞欲化，恶热喜凉。

小肠体性，顺则分理，滞则难化，凉则溲清，热则癃闭。小肠为腑，阳也，以传阳气而居下，阳体而用阴也。

心与小肠为表里，若心经热，则移热于小肠，而小便短赤，宜泻小肠火，苦宜寒者清之，导赤散是也。大小肠为传送，若气虚或饮食失宜，则分水失职，而小便并入大肠，宜利小便水，用甘淡者渗之，五苓散是也。水火迥别，须当分治。

小肠禀气心肾，能屈曲下行，传送溲溺，如心气亏，肾元薄，则传送失度，有气在小肠，则小便痛，须滋阴抑阳，用紫菀、牛膝、枸杞、生地濡润之品，自能顺利。

小肠经少气，气耗则虚寒，故曰：小肠本热，虚则冷，法当温养。若老年及乳母，但觉小水短数，即有病生，宜用人参、白术、茯苓、炙甘草、陈皮、白芍药、牛膝、异功散，加味连进数剂，使小便如旧，则无病矣，防患于未然，此丹溪之良法也。又小便闭用荆黄者，荆芥之轻清以升其阳，大黄之重浊以降其阴，清阳出上，浊阴归下矣。总之小肠常宜清之，热宜导之，虚宜温之。

凡人脏病少而腑病多，脏病缓而腑病急，若腑不和，则壅滞而作痛，为病最急暴，故小便闭癃，气化失职，立见危殆，所以脏病由腑结，腑通则脏安，诸病须当治胃与大小肠膀胱为要。

大小肠回叠曲折，气血调和则无肠鸣之患，如老年，及病后产后，脾弱血虚不能统气，气无所归附，则运行成声，大宜补养，其鸣自已。

小肠图

《难经》曰：重二斤十四两①。

《肠胃篇》曰：小肠后附脊左环回周叠积，其注于回肠者，外附于脐上，运环十六曲，大二寸半，长三丈三尺，径八分，分之少半②。

---

① 重二斤十四两：语见《难经·四十二难》。
② 肠胃篇曰……分之少半：语出《难经·六十五难》。

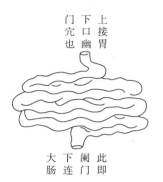

上接胃
下口幽
门穴也

此即
阑门
下连
大肠

小肠者，受盛之官，化物出焉，后附脊，前附脐上，左回叠积十六曲，受谷二斗四升，水六升三合，合之大半。凡胃中热腐水谷，其滓秽自胃之下口，传入小肠上口，在脐上二寸近脊，复下一寸，外附于脐，为水分穴，当小肠下口，即大肠上口，名曰阑门，至是而泌别清浊，水液渗水膀胱，滓秽流入大肠，是经多血少气，未时气血注此。

小肠病者，小腹痛，腰肾控睾而痛，时窘耳前热，若寒甚，独肩上热，及手小指、次指之间热，若脉陷者，此其候也。睾阴丸也。

小肠有寒，则下重便脓血，有热必痔。

小肠有宿食，常暮发热，明日复止。

小肠胀者，小腹腹满，引腹而痛。腹，胀满也。

《本脏篇》云：心应脉，皮厚者脉厚，脉厚者小肠厚；皮薄者脉薄，脉薄者小肠薄；皮缓者脉缓，脉缓者小肠大而长；皮薄而脉冲小者，小肠小而短；诸阳经脉，皆多纡屈者，小肠结①。

本病，大便水谷利，小便短，小便秘，小便血，小便自利，大便后血，小肠气痛，宿食夜热旦止。

标病，身热恶寒，嗌痛颔肿，口糜耳聋。

实热泻之

气木通、猪苓、滑石、瞿麦、泽泻、灯心。

血地黄、蒲黄、赤苓、丹皮、栀仁。

虚寒补之

气白术、楝实、茴香、砂仁、神曲、扁豆。

血桂心、玄胡索。

本热寒之

降火黄柏、黄芩、黄连、连翘、栀子。

标热散之

解肌藁本、羌活、防风、蔓荆子。

小肠俞，在脊十六椎下两旁，募在关元。

小便癃闭灸神阙用食咸②填，火七壮，小便赤涩刺兑端、三阴交，茎中痛或尿血刺行间、列缺，小便不禁灸气海、关元。

女人遗尿，不自知，灸阴陵泉以年壮，又法：灸石门、三阴交。

---

① 心应脉……小肠结：语见《灵枢·本脏》。
② 咸：上图刻本作"盐"，义胜。

小儿遗尿，_{灸关元}七壮或气海。

脾脏性

脾属足太阴经。脾藏意，主统血，故摄一身之血。藏象地运，其体属土，土色多赤，其气长生，其位中央，其臭气香，其质味甘，其德主信，其性好安，其华在唇，主生肌肉，通气于咽，开窍于口，脾为元气之母，诸阴之首，人惟脾气和畅，则体强而肌润。

脾象坤土，土性迟，苦燥，欲缓恶湿，喜润。

土本苦湿而更苦燥，燥则万物槁，久燥成顽土，润则万物生，太润又泥泞，故《经》曰：脾恶湿，以苦燥之①。宜用白术微苦略辛者，以燥其湿。又即以苦润脾，须佐之以当归，取其体润滋脾，辛香润燥，补中益气汤兼用是也。燥之，润之，脾斯旺矣，胃司纳受，脾司运化，闻声则动，动主消磨水谷而养于四旁，以其上有心肺，下有肝肾，位处中焦故也。若运动太过则脾劳，须宽缓以少息之，乃遂其性，故《经》曰：脾欲缓，以甘缓之②。宜用人参、黄芪、甘草、茯苓甘温之品，缓其运动，以息脾气，是即为补，所谓用甘补脾也。

若脾气散漫，不能收摄而致泻者，宜用炒白芍，微酸者收复脾气之散。

---

① 脾恶湿以苦燥之：语本《素问·脏气法时论》。
② 脾欲缓以甘缓之：语本《素问·脏气法时论》。

　　湿独伤脾，以气类相感也，故《经》曰：脾恶湿①。若内伤生冷，或外感阴湿，致伤脾作泻者，宜用苍术辛温之品，燥其湿则脾土自健矣。

　　脾主四肢，若脾气不醒，四肢困倦，怠惰嗜卧，宜神曲、山楂，以醒脾化食，兼用生地、麦冬，合健脾之剂，润肌肉，生精脉。

　　湿原脾土之性，若湿去则土干，土干则燥圻，戴人所谓脾本湿，虚则燥。盖燥有二义，如天之秋气清肃收敛而为凉，乃阴之稚燥之渐也，非假火以蒸润之不能解，是以脾气虚，重则用熟附子，轻则用肉蔻、补骨脂补火以助土，土回燥而成润，即所谓虚则补其母也。若脾土湿郁火生，火甚成燥，此燥字之义，如火燺之燥，又当以水润之，是以燥热重者，宜用黄连苦寒者导其热，所谓用苦泻脾也，燥热轻者，宜用石膏辛凉者清其脾，泻黄散用之是也。前后土燥之理，大相迥别，用寒用热，岂可混乎，总之脾宜燥之，郁宜导之，虚宜温之。

　　脾在志为思，盖思者意想凝聚，凝聚日久，则脾气郁结不舒，令人不食少寐，似病非病，精神减，治法当以岔怒激之，使脾气顿发，经云怒胜思也。尝读《内经》云："脾者仓廪之官，五味出焉②。人多谓五味入胃，脾主运化，而言出之义未悉也。物有五味，天地生产，脾亦有五

---

　　① 脾恶湿：语见《素问·脏气法时论》。
　　② 脾者仓廪之官五味出焉：语本《素问·灵兰秘典论》。

味五脏所化，凡百谷初入胃中，象春生木令主化，所入之物，味各不同，必变为酸，吾见食入顷时而嗳吐者，必酸，可知矣。然又可知是失春色之令也，不然何嗳吐也，再顷时象夏，火令主化，物已二变，如口中作苦者，是失长夏之令也。又再之必甘，是土令化成之天，此际清者，为气，为血，为津，为液，为髓，浊者为糟粕，为溲溺，判然于其间。

《经》云：脾者善不可见而恶可见①。味觉为甘者，是失长夏之令也，至秋收金令主化，内外上下，各得其所，若不及四变者，其溲必辛。凡气血分归经络，象冬藏，水令主化，故汗、血、眵、涕、溲皆盐，为五变其味，是谷化之成始成终也，故曰五味出焉，否则当为五味纳焉矣，长夏六月也。

脾气通于口，谷气通于脾，口和则知谷味矣。

《经》曰：谷气通于脾②。

腹为阴，阴中之至阴，脾也。

精气并于脾则畏。

久坐伤肉劳于脾也。

甘走肉，肉病无多食甘。

饮食劳倦则伤脾。

损其脾者，调其饮食，适其寒温。

---

① 脾者善不可见而恶可见：语本《素问·玉机真脏论》。

② 谷气通于脾：语见《素问·阴阳应象大论》。

脾热病者，鼻先赤，头先重，颊痛烦心，欲呕，身热，热争则腰痛不可俛仰，腹满泄，两颔痛，甲乙甚，戊己大汗，气逆则甲乙死，刺足太阴、阳明。

脾气虚则四肢不用，五脏不安，实则腹胀、溲便不利，脾虚则梦饮食不足，盛则梦歌乐，体重，四肢不举。

厥气客于脾，则梦丘陵大泽，坏屋风雨。

脾弱病下利白肠垢，大便坚不更衣，汗出不止，或五液注下五色，不更衣，不大便也。

脾胀者，善哕，四肢急，体重，不能胜衣，卧不安。

脾水者，腹大，四肢重，津液不生，但苦少气小便难。

脾约者，大便坚，小便利，而反不渴。

脾病者，必身重善饥，唇黄肉痿，足不收，善瘛，脚下痛，虚则腹胀，肠鸣，食不化，取其经刺足太阴、阳明。

脾疟者，令人寒腹中痛，热则肠中鸣，鸣已汗出，刺足少阴商丘。

脾风之状，多汗恶风，身体怠惰，四肢不欲动，色薄微黄，不嗜食，诊在鼻上，其色黄。

脾痹者，四肢懈惰，发咳，呕汁，上为大塞。

脾咳之状，咳则右胠下痛，阴阴引肩背，甚则不可以动，动则咳剧。

脾咳不已，则胃受之，胃咳之状，咳而呕，呕甚则长虫出。

肾移热于脾，传为肠澼，死不可治，

脾之积名曰痞气。

脾俞在脊十一椎旁，募在腹旁章门。

脾胃脉，右关所出。浮而迟者脾也，浮缓而稍疾者胃也。

脾脉大而缓，脾合肌肉，脾脉循肌肉而行，持脉指法，如九菽之重，按之肌肉而得者，如微风轻飐树梢之状为缓，又稍加力，脉道敦实为大也。

岐伯曰：脉来如水之流者，此谓太过，病在外；如鸟之啄者，此谓不及，病在中。太过则令人四肢不举，不及则令人九窍不通，名曰重强①。皆不可治。假令得脾脉，其外证面黄善噫，善思，善味，其内证当脐有动气，按之牢若痛，其病腹胀满，食不消，体重，骨节痛，怠惰嗜卧，四肢不收，有是者脾也，无是者非也。

帝曰：脾病而四肢不用，何也？岐伯曰：四肢皆禀气于脾，而不得径至，乃得禀也。今脾病不能为胃行其津液，四肢不得禀水谷气，气日以衰，脉道不利，筋骨肌肉皆无气以生，故不用也②。又曰：脾气散精，上输于肺，水精四布，五经并行是也③。

足太阴气绝，则脉不荣于口唇。口唇者，肌肉之本也，脉不荣，则肌肉不滑泽，肌肉不滑泽肉满，肉满则唇反，唇反则肉先死，甲日笃，乙日死。

---

① 岐伯曰……名曰重强：语出《素问·玉机真脏论》。
② 帝曰……故不用也：语本《素问·太阴阳明论》。
③ 脾气散精……五经并行是也：语本《素问·经脉别论》。

脾色黄，黄欲如罗裹雄黄，不欲如黄土，又黄如蟹腹者生，如枳实者死。

脉来实而盈数，如鸡举足曰脾病①。

脉来坚锐如鸟之啄，如鸟之距，如屋之漏，如水之流，曰脾死②。

脾脉坚搏而长，其色黄，当病少气，其耎而散，色不泽者，当足胻肿若水状也。胻胫骨也。

真脾脉至，弱而乍疏乍数，色青黄不泽，毛折乃死③，脾胃虚弱，心腹胀满，不思饮食，肠鸣腹痛，刺三里下气为良，再刺三阴交。

又法：灸天枢，刺内关、中脘。腹痛、泄泻、胀满亦效。

脾脏图

《难经》曰：脾重二斤三两，扁广三寸，长五寸，有散膏半斤④。

其形如刀镰，今豕腹中夹肝者是也。又云其形如马蹄，内包胃脘，象土形也。又曰脾掩乎太仓。

脾者谏议之官，知周出焉。主足太阴经。位居中央，谓之孤脏。职司消磨水谷，变化精气，而养于四脏。以其上有心肺，下有肝肾，与胃脂膜相连，主裹血，藏意与智，附胃上之左，俞当十一椎下。其华在唇，其充在肌，

---

① 脉来实而盈数如鸡举足曰脾病：语见《脉经·卷三·脾胃部》。

② 脉来坚锐如鸟之啄……曰脾死：语见《脉经·卷三·脾胃部》。

③ 真脾脉至……毛折乃死：语见《脉经·卷三·脾胃部》。

④ 脾重二斤三两……有散膏半斤：语见《难经·四十二难》。

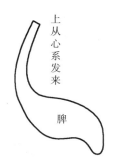

开窍于口，其臭香，其味甘，其声歌，其液涎，寄旺于四季，尤旺于长夏，发于秋，囚于冬，死于春，是经少血多气，巳时气血注此。

脾之大络，名曰大包，其系自膈下正中，微著左胁，在胃之上，与胃包络相附矣。

《本脏篇》云：脾小则脏安，难伤于邪，脾大则苦凑䏚痛不能疾行，脾高则䏚引季胁而痛，脾下则下加于大肠，下加于大肠，则脏苦受邪，脾坚则脏安难伤，脾脆则善病消瘅易伤，脾端正则和利难伤，脾偏倾则善满善胀也[①]。

又云：黄脾色小理者脾小，粗理者脾大，揭唇者脾高，唇下纵者脾下，唇坚者脾坚，唇大而不坚者脾脆，唇上下好者脾端正，唇偏举者脾偏倾也[②]。

脾胃补泻用药法河间谓：燥其湿则为泻，润其燥则为补

脾胃味甘，补；苦，泻；气温，补；凉泻，逆顺互

---

① 脾小……善满善胀也：语本《灵枢·本脏》。
② 黄脾色……脾偏倾也：语本《灵枢·本脏》。

换，各从其宜，入求责法。责法言必求病化有无盛虚真假以治。

尤乘曰：脾气郁则苦湿，燥其湿反苦性干燥，故急食苦味燥之。脾土病受制于肝木，缓土性也，缓则木不求制而土自旺，故脾欲缓也。甘能缓，急食甘以缓之，苦则坚燥，故用苦泻之逆土性也，甘益于脾，故用甘补之也。

脾苦湿，急食苦以燥之白术；欲缓，急食甘以缓之甘草；以甘补之人参，虚以大枣、甘草补之。如无他证钱氏益黄散丁香、橘红、青皮、诃子、甘草主之。心乃脾之母，以炒盐补心，实则以枳实泻之，如无他证，以泻黄散藿香、山栀、甘草、防风、石膏泻之，肺乃脾之子，以桑白皮泻肺。

本病诸湿肿胀，痞满噫气，大小便闭，黄疸，痰饮，吐泻，霍乱，心腹痛，饮食不化。

标病身体胕肿，困嗜卧，四肢不举，舌本强痛，足大趾不用，九窍不通，诸痉项强。

土实泻之

泻子诃子、防风、桑白皮、葶苈子。

吐豆豉、栀子、苦茶、盐汤、瓜蒂、苦参、蠶汁、常山、藜芦。

下大黄、芒硝、大戟、甘遂、芫花、青蒙石、续随子。

土虚补之

补母桂心、茯苓。

气人参、升麻、甘草、藿香、缩砂、黄芪、葛根、陈皮、葳蕤、木香。

血白术、白芍、干姜、乌梅、饴糖、苍术、大枣、木瓜、蜂蜜。

本湿除之

燥中宫_{白术、苍术、陈皮、半夏、南星、吴萸、草蔻、白芥子。}

洁净腑_{木通、赤茯苓、猪苓、藿香。}

标湿渗之

开鬼门_{葛根、苍术、麻黄、独活。}

自病则泄泻多睡，体重倦怠，急以苦燥之。

实则泻黄赤色，睡不露睛，泻黄散。

虚则泄泻白色，睡则露睛，白术散。

肝乘脾虚邪，壮热体重而泻，羌活黄芩苍术甘草汤。

肺乘脾实邪，能食不大便而嗽呕，葶苈丸，煎槟榔大黄汤送下。

肾乘脾为微邪，恶寒而泄，理中丸。

凡脾之得病，必先察其肝心二脏之虚实，原其所始而疗之，盖肝为脾鬼，心为脾母，肝气盛则鬼胜，心气亏则脾之生气不足，盛者抑之则退，亏者补之则平，故有抑肝补心二方，诊其脉，肝心二脏俱和，是脾自病矣，须察本经虚实而治之_{此即责法。}

治肝脏热实相刑于脾，脾既受病，先诊肝脉弦紧，或脾脉微带弦急，宜即服抑肝散，后服补脾药，脾受肝之热，多吐逆，脾受肝之冷，多飧泄。

抑肝散

羌活、防风、荆芥、蔓荆子、连翘、山栀仁、麻黄_{各等分。}右为末，每服三钱，水二钟，煎八分，食后服。

益心散 治心气不足，脾乏生意

人参、白术、远志肉、藿香、菖蒲、川芎、白芷、陈皮各等分。

上为末，每服二钱，水一钟，煎七分，和渣服。

白术散 正补脾经

人参、白术、茯苓、甘草炙、木香、藿香各一两，干葛五钱。

上为末，每服二钱，水一钟，煎五分，温服。

益黄散 一名补脾散

陈皮、青皮各一两，诃子肉煨、甘草各五钱，丁香二钱。

上末，每二钱，水煎，食前温服。

泻黄散 一名泻脾散

藿香七钱，栀子五两，防风四两，石膏五钱，甘草三两半。

上为剂，蜜酒拌，炒香为末，每服二钱，水一钟，煎五分空腹服。

白术 治脾胃虚寒

人参、白术、茯苓、川芎、吴茱萸、厚朴、麦芽、神曲。一方加腹皮、陈皮各等分。

上为末，酒服方寸匕，食后服。

人参散 补胃虚寒，身弱，肉瘦，骨节痛

人参、细辛、甘草各八钱，麦冬去心、桂心、当归各七钱，干姜二两，远志肉九钱，蜀椒三钱，吴茱萸一两。

上为末食前温酒调下方寸匕。

槟榔散 治脾寒，饮食不消，劳胀，气胀，噎满，忧愁不乐

人参、白术、吴茱萸、茯苓、厚朴、神曲、麦芽各二两，槟榔八枚。

上为末，食后酒调方寸匕，日再服四方一寸日匕。

胃冷方 治胃气虚冷，风邪所攻，饮食不化，泄泻，黄瘦

舶上硫黄二两制，诃子一两煨，肉豆蔻煨、防风、厚朴炒、川芎、苍术炒、吴茱萸泡、藿香叶、独活各八钱。

上为末，炼蜜丸，如桐子大，每服二十丸，半夏汤送下。

胃风汤 治风冷乘虚，客于肠胃，水谷不化，泄泻注下，腹胁虚满，及肠鸣胃湿下如豆汁，或瘀血

白术炒、白芍炒、川芎、当归、茯苓去皮、人参各二钱，肉桂去皮五分。

上水二钟，粟米一撮，煎至一钟，不拘时服。

泻胃热方

栀子、射干、升麻、茯苓各三两，芍药四两，白术五两，生地汁、赤蜜各一升。

上水九升，煮四升半，去渣，下地黄汁，煮三升，下蜜，煮三升，作四服。

泻脾胃俱实热方

大黄、麻仁、黄芩各四两，杏仁、赤茯苓、甘草、陈皮、芒硝、泽泻各三两。

上为剂，水九升，煮三升，去渣，入大黄煮三沸，去渣下硝，分四服，得利即止。

口干唇裂方 治脾热、目赤、腹满、胁痛

石膏、生地汁、淡竹叶五斤，赤蜜各一斤。水一斗二升，先煎竹叶取七升，入石膏煎三升五合，去渣，下地黄汁，及蜜煎三升服。

安胃散

人参一钱，黄芪二钱，甘草生灸，各五分，白茯苓一钱，黄连三分，陈皮一钱。

上为剂，每用二钱，水一钟，煎五分，去渣服。

平胃散平敦阜之气

苍术、厚朴、陈皮、甘草各等分。

上为末，每用二钱熟汤调下，或作汤，加姜枣煎。

四君子汤正补脾胃

人参、白术、茯苓、甘草各等分。加橘皮、制半夏名六君子汤。作汤为末俱可。

升阳散火汤治肌热表热，扪之烙手，此系血虚得之，及胃虚发热

柴胡一钱，防风三分，葛根、升麻、羌独活、人参各五分，白芍六分，甘草生灸各三分。本方除人参、独活加葱白，名火郁汤，治同。火郁者，内热外寒，脉沉而数，火郁无焰，故外寒，沉为在里，沉而数，知为内热也。

胃腑性

胃属足阳明经，其腑接于胃脘之下，胃脘即咽嗌，司咽饮食。腑象天气，其体属湿，湿色黄，其臭香，其质味甘，其性好和，主生肌肉。胃为五腑之源，十二经之长，

人受水谷统藉，胃气运行，长养脏腑，则肌肉充实，肢体强壮，故胃气足者康，强饭者寿。

胃腑气湿，湿性润，苦饥欲平，恶冷，又畏热喜温。

胃之本性，饥则虚怯，饱则胀闷，形寒饮冷则伤气，厚味食热则耗血，饮食有候，以平为期。

凡名为谷气、清气、中气者，皆胃气也。胃为中央土，禀命于脾，为一身之主宰。若思虑忧煎及醇酒肥甘，或饥饱失时，多致耗血，血耗则气盛，气盛则成火，先自伤脾，客热相传，上刑二脏，熏灼心肺，下伤四腑，移热于大小肠，渗热于三焦、膀胱，致病多端，如吐血、噎膈、嘈杂、吞酸、黄疸、胃痛、关格诸症。原其因，则本胃火为始。

若饮食不节，损其胃气，不能克化，食后则昏沉欲睡，睡则食亦在旁，其气亦虽得暂舒，不知胃之升发之令，运稍迟则谷气得为郁热，故曰：胃本湿虚则热。如胃热重者，宜用黄连、山栀清之。胃热轻者，宜用石膏、葛根疏之，兼以神曲、山楂醒脾助胃，则胃气升而食易化矣。

饮食入胃，食以养阳，饮以养阴，阳主升而阴主降，若饮后，遽觉脐下胀满即欲小便，是胃之真气不输，致膀胱失约束之令，宜用人参、黄芪、白术、山药、茯苓，补中益气，佐以炒黄柏而坚膀胱。

胃本虚生热，又过食生冷，抑遏阳气于脾土致病，四肢发热，或肌肤扪之烙手，宜用升阳散火汤，所谓火郁则发之也。

胃属阳明经，多气多血，气凉则行，热则滞，血温则行，寒则滞。若胃热火炽则气为滞，气滞则血亦凝，故成痈毒须清胃火为君，散血行气为臣佐。

胃中伏火于气分，虽喜食而肌肉日削，是火积为患也，宜清火除积。胃中伏热于血分，多致嘈杂腹痛，常呕清水，是虫积为患也，宜追虫去积。

人劳顿饥饱，伤胃气弱，精神短少，每虚火上行，独燎其面。《针经》曰：面热者，阳明胃病也。胃既病则脾无所禀受，宜从而病。宜用酒制芩连，上引至面，下泻胃火，并以白芍、川芎、葛根、薄荷、荆芥、甘草清之散之，则炎上之火自息。总之胃常宜平之，实宜清之，虚宜导之。

《经》曰：胃不和则卧不安①。故夜宜少食，多则不能克化，不得睡卧，如人至五十外，临晚食绵硬难化之物，至五更时，阳气上升，痰亦从上，如梦魇状，当以食治。

孙思邈云：肠胃本无血。此一句，可作失血病极妙供案。予初阅方书，失血分五脏验证论治，井然有理，及深究脏腑，方书之言亦是隔靴抓痒，凡人自喉至胃，及大小肠而抵直肠，何曾有血，然血周流于皮里膜外经脉间，故云肠胃本无血是也，殊不知吐血等病，血从何来，予悟得有一吸一渗之道，质诸高明，一吸一渗两义昭然可据。偶

① 胃不和则卧不安：语见《素问·逆调论》。

见一戏术，空坛中用火焚纸片在内，远覆水上，如龙之取水，其水即时吸进。可知肠胃本无血，内之火一盛血即吸入是从内吸而有血也。血虽多而易治以吸之理道，以印证思邈之言，信乎格物致知，身心性命之学，医儒共贯。又悟得渗之一说，于腊月舟次用火炉，舟人再三求免，何也，恐隔沙木朽，而又水因火引易渗于内。凡人色欲忧煎经脉，血热渗入肠胃是从外渗而有血也。血虽少而难治，吸与渗二者，在上则从口出，在下则从便出，吸则降火，渗则滋阴，泻火易，滋阴难，一语了然矣。

胃腑图

《难经》曰：胃重二斤一两，大一尺五寸，径五寸，长二尺六寸，其中水谷长留三斗五升①。

《卮言》曰：胃者汇也，号为都市也。《太素》曰：胃者，太仓也，胃有五窍咽，胃，大肠，小肠，膀胱也②。

胃者仓禀之官，五味出焉，横屈受水谷共三斗五升，其中之谷常留二斗，水留一斗五升而满，故胃为水谷之海，又名都市，五味所入，如市之杂，万物归土之义也。其上口名贲门，饮食之入，及输精气于上之心肺。肺在鬲上，因曰贲门，其门处鬲膜相贴之间，其中当中脘，其下名幽门，即小肠之上口也，是经多气多血，辰时气血注此。

---

① 胃重……三斗五升：语见《难经·四十二难》。
② 胃者……膀胱也：语见《黄帝内经太素》卷第二十九《气论》。

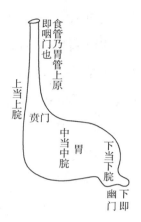

食管乃胃管上原
即咽门也
上当上脘
贲门
中当中脘
胃
下当下脘
幽门即
下门

帝曰：脾与胃，以膜相连耳，而能为之行其津液，何也？岐伯曰：足太阴者三阴也，其脉贯胃属脾，络嗌，故太阴为之行气于三阳[1]，脏腑各因其经，而受气于阳明。

帝曰：气口何以独为五脏主？岐伯曰：胃者水谷之海，六腑之大原也。五味入口，藏于胃以养五脏，气口太阴也，是以五脏六腑之气，皆出于胃，变见于气口。又曰：谷入于胃，脉道乃行[2]。

饮食入胃，游溢精气，上输于脾，脾气散精，上归于肺，通调水道，下输膀胱，水精四布，五经并行，合于四时，五脏阴阳，揆度以为常也。

东垣论内伤主于脾胃，以脾主运化，胃司纳受，运纳无穷，故能变化精微以分清浊，生长血气，布养于身，是

---

① 故太阴为之行气于三阳：语本《素问·太阴阳明论》，原作"故太阴为之行气于三阴"。

② 帝曰……脉道乃行：语见《素问·五脏别论》。

平人也。若饮食失节，脾胃乃伤，脾胃伤则不能运化，胃伤则不能容纳，而诸病生矣。

丹溪云：百病先观胃气何如。

胃胀者，腹满，胃脘痛，鼻闻焦臭，妨于食，大便难。又曰：胃脉实则胀，虚则泄。

胃疟者，令人瘅病也，善饥而不能食，食而支满，腹大，刺足阳明太阴横脉出血。

胃病者腹胀，胃脘当心而痛，上支两胁，咽膈不通，饮食不下，取三里。

胃风之状，颈多汗，恶风，食饮不下，鬲塞不通，腹善满，失衣则膩胀，食寒则泄䐜，形瘦而腹大。膩䐜也。按孙真人云：新食竟，取风为胃风。

大肠移热于胃，善食而瘦，又谓之食。

胃之大络，名曰虚里，贯膈络肺，出于左乳下，其动应衣，脉宗气也。

本病噎膈反胃，中满肿胀，呕吐泻痢，霍乱腹痛，消中善饥，不消食，伤饮食，胃管当心，痛支两胁。

标病，发热蒸蒸，生前热，身前寒，发狂谵语，咽瘅，上齿痛，口眼㖞斜，鼻痛，鼽衄赤瘰。

胃实泻之

湿热大黄、芒硝。

饮食巴豆、神曲、山楂、阿魏、硇砂、郁金、三棱、轻粉。

胃虚补之

湿热苍术、白术、半夏、茯苓、陈皮、生姜。

寒湿干姜、附子、草果、官桂、丁香、肉豆蔻、人参、黄芪。

本热寒之

降火石膏、地黄、犀角、黄连。

标热解之

解肌升麻、葛根、豆豉。

《本脏篇》云：脾病腘肉，肉腘坚大者胃厚，肉腘么者胃薄，肉腘小而么者胃不坚，肉腘不称身者胃下，胃下者下脘①约不利，肉腘不坚者胃缓，肉腘无小裹累者胃急，肉腘多小裹累者胃结，胃结者，上脘约不利也。

胃俞在脊十二椎旁，募在太仓。

胃脘痛刺胃俞、脾俞、膈俞、内关。

胃心痛，胸满腹胀或蚘结痛，灸巨阙二七壮，足三里及承山刺之，大都、太白刺之。

---

① 脘：《灵枢·本脏》作“管”。

卷　下

肺脏性

肺属手太阴经，肺藏魄，主生气，故主一身之气，由于肺分，藏象地运，其体属金，金色多黄，其气秋旺，其位西方，其臭气腥，其质味辛，其德主义，其性好清，其华在毛，主生皮毛，通气于鼻，亦开窍于鼻。肺为五脏之长，百脉之宗，司清浊之运化，为一身之橐籥①。盖神恬则肺清，肺清则气旺，气旺则长生。然肺虽主气，而气根于丹田是矣。

肺象兑金，金性刚，苦气逆欲收，恶寒，又恶热喜清。<small>肺属脏阴也，以通行阳气而居上，阴体而阳用也。</small>

肺主气，司呼吸，呼之则满，吸之则虚，气常则顺，变则上逆，违其性矣，故《经》曰：肺苦气上逆，以苦泄之②。轻则用陈皮、枳壳利之，重则气热，用地骨皮、桑白皮清之，利之，清之使气顺下，皆泄之之义。

凡形寒饮冷则伤肺，故《经》曰：肺恶寒③。若外感天气之寒，伤在皮毛，内伤生冷之物，伤在肺脏，皆因寒则气滞，宜用辛热之药，发散疏解是即为泻，谓用辛泻

---

① 橐籥：古之鼓风用之袋囊，其犹现代之风箱，抑或之鼓风机是也。
② 以苦泄之：语出《素问·脏气法时论》。
③ 肺恶寒：语见《素问·宣明五气》。

肺也。

性本至清，纤芥不容，一有所犯，必为咳嗽，金性本刚而不屈，惟火熔之而受其制，故曰肺畏热。若虚烦不卧，燥热拂郁，宜用栀子、黄芩，苦寒者，以泄实火，若火甚则金枯，咳久者，兼用二冬甘寒者滋之，紫菀甘凉者润之，咳嗽可止，肺畏火，制火必壮水。

金体空虚则鸣，故肺叶多空窍，郁遏则声嘶，壅闭则声哑，故曰：肺喜清。宜用款冬、兜铃取其香以通气，苦以利气，兼以滋之，燥润而声嘶复矣。

肺生气，气清则肺敛，敛则气顺而冲和，故《经》曰：肺欲收，以酸收之①。若肺受邪而嗽久者，肺叶斯张，先宜清利后用白芍药收之，兼以五味子敛之，使气有所管束，以遂其性，是即为补，所谓用酸补肺也。

肺本清肃之令，金虚不能制木，木反生火以侮金，戴人所谓肺本清虚则温，宜用沙参、石斛、甘菊轻清之剂，以去侮金之火，而肺金得全矣，然非土不能生金，更用茯苓、山药、百合、扁豆甘平之味，助脾土以养肺金，即子虚补母之说也。

肺，出气也，肾，纳气也，故肺金之气，夜卧则归藏于肾水之中，丹家谓之母藏子宫，子隐母胎，此脏名娇脏，畏热，畏寒，肾中有火则金畏火刑而不敢归，肾中无火则水冷金寒而不敢归，或为喘胀或为咳哕，或为不寐，

---

① 肺欲收以酸收之：语出《素问·脏气法时论》。

或为不食，凡气从脐下逆奔而上，此乃肾虚不能纳气归元，勿从事于肺，或壮水之主，或益火之原，肺金向肾水中生矣。《经》曰：脏真高于肺，以行营卫阴阳①。营主心血，卫主肺气，通行上下经络，故五脏俱等，而心肺独在膈上也。

肺者脏之盖也，位高而清虚，所以行营卫，治阴阳，手足之曲折运动皆系焉，故足痿之症，有脉痿、肉痿、骨痿、五脏之分，其因总由于肺。《经》曰："肺热叶焦，发为痿躄是也②。总之，肺常宜利之，热宜清之，虚宜敛之。

肺属乾，乾为天，故曰：天气通于肺以应天，律应黄钟，象金石之有声也。

肺白象金，肺得水而浮，金得水而沉，何也？肺者非为纯金也，辛商也，丙之柔，大言阴与阳，小言夫与妇，释其微阴，婚而就火，其意乐火，又行阳道多，故令肺得水而浮也，肺熟而复沉，是辛归庚也，始由从化，而终则归元矣。

《经》曰：肺者，气之本，魄之处也，其华则毛，其充在皮，为阳中之太阴，通于秋气③。又曰：背为阳，阳中之阴肺也。又云：五气入鼻，藏于肺，肺有病，鼻为之不利④。故曰：肺不和，则鼻不闻香臭。又云：精气并于

---

① 脏真高于肺以行营卫阴阳：语见《素问·平人气象论》。
② 肺热叶焦发为痿躄是也：语本《素问·痿论》。
③ 肺者……通于秋气：语见《素问·六节藏象论》。
④ 五气入鼻……为之不利：语本《素问·五脏别论》。

肺则悲。

肺主气，气病无多食辛。

久卧伤气，劳伤于肺，损其肺者益其气。

脾胃一虚，肺气先绝。

肺热病者，右颊先赤，肺热叶焦，发为痿躄。虚则鼻息不利，少气。实则喘喝胸盈，仰息。邪在肺则皮肤痛，发寒热上气，气喘，汗出咳动肩。

肺热病者，先淅然，厥起毫毛，恶风寒，舌上黄，身热，热争则喘咳，痛走胸膺背，不得太息，头痛不堪，汗出而恶寒，丙丁甚，庚辛大汗，气逆，则丙丁死，刺手太阴、阳明，出血如大豆立已。厥冷也，邪气为厥也，咳逆气为咳也，即伤风、伤寒之病皆有之。

肺疟者，令人心寒，寒甚，热，热间善惊，如有所见者，刺手太阴、阳明。太阴列缺补，阳明合谷泻。

肺咳之状，咳而喘息有音，甚则吐血，肺咳不已，则大肠受之，大肠咳状，而遗矢。

肺风之状，多汗恶风，皏然白，时咳短气，昼日则瘥，暮则甚，诊在眉上，其色白。

肺胀者虚而满，喘咳倚息，目如脱状。

心移热于肺，传为鬲消。

肺水者，身重而小便难，时溏泄。

肺中寒者吐浊涕。

肺痹者，烦满喘而呕。

肺之积，名曰息贲，在右胁下。

肺实，梦兵戈，梦恐惧哭泣。虚梦见白物见人斩血藉，或行水田。厥气客于肺，则梦飞扬金器。

肺色白，白欲如鹅羽，不欲如盐，又云：白如豕膏者生，如枯骨者死。

肺俞在背第三椎，其募在胸旁，中腑。俞为阳，募为阴，扁鹊传作输，犹委输之输，经气由此而输于彼也，募犹募结之募，经气聚于此也。肺有风气，四肢痿、胸胀、喘逆，灸肺俞。肺气逆，有痰喘嗽，灸列缺。

右寸肺脉所出。

肺合皮毛，肺脉循皮毛而行，持脉指法，如三菽之重浮于三菽者，大肠脉也，按之皮毛相得曰浮，稍稍加力，脉道不利为涩，又稍加力，不及本位曰短也，菽，豆也。

帝曰：秋脉何如而浮？岐伯曰：秋脉者，肺脉也，西方金也，万物所以收成也，故其气来轻虚以浮，来急去散，故曰浮。反此者病，曰何如而反？曰：其气来毛而中央坚，两旁虚，此谓太过，病在外；其气来毛而微，此谓不及，病在中。曰：秋脉太过与不及，其病皆何如？曰：太过则令人逆气而背痛，愠愠然；其不及，则令人喘，呼吸少气而咳，上气见血，下闻病音①。

肺脉来厌厌聂聂，如落榆荚曰肺平。秋以胃脉为本，脉来不上不下，如循鸡羽曰肺病；脉来如物之浮，如风吹毛曰肺死。

---

① 帝曰……下闻病音：语见《素问·玉机真脏论》。

肺病身有热，咳嗽，短气，吐出脓血，其脉当短涩，今反浮大，色当白，今反赤者死，是火克金也。

真肺脉至，大而虚，如毛羽中人肤，色白赤不泽，毛折乃死。

肺脉搏坚而长，当病吐血。其耎而散者，当病灌汗。至令不复散发也。至令，盛暑之令也。

秋肺脉欲浮而短涩，肾脉欲微而伏，命门脉欲微而滑，肝脉欲浮而弦细，心脉欲浮而洪，脾脉欲浮而微缓。

扁鹊曰：假令得肺脉，其外证面白善嚏，悲愁不乐欲哭，其内证脐有动气，按之牢若痛，其病喘咳洒淅，寒热，有是者肺也，无是者非也。

又云：手太阴脉绝，则皮毛焦，太阴行气温于皮毛者也，气弗营则皮毛焦，皮毛焦则津液去，津液去则皮节伤，皮节伤则皮毛枯折，毛折者则毛先死，丙日笃，丁日死。

肺脏图

《难经》曰：肺重三斤三两，六叶两耳，凡八叶①。

《厄言》曰：肺者，筏也。筏二然，居乎上也，人有二喉，前主气出入，通五脏，后主纳水谷通六腑，水谷之道路也。

肺者相傅之官，治节出焉。其形如华盖，生于心之上，附著于脊之第三椎，中有二十四空行列，分布于诸脏

---

① 肺重……凡八叶：原作"页"，据《难经·四十二难》改。

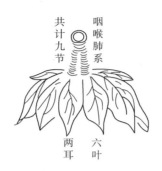

共计九节　咽喉肺系

两耳　六叶

之气，其上之系，即喉咙，以司音声者也。有一会厌，缀于舌本之下，正当气管之上，气管即喉咙也，居于前主持呼吸。又曰：吸门十二节，上三节微小，下九节微大，第四节，乃结喉也，结喉可容得上三节于内，如进饮食，则结喉即起套于上三节之外，直抵于会厌之下而掩之，令水谷不得而入焉，设一误进，即呛而不已矣。其状四垂，虚如蜂窠，下无透窍，与大肠相为表里，是经多气少血，旺于秋，绝于夏，发于冬，困于春，寅时气血注此。

《本脏篇》云：肺小则少饮，不病喘喝，肺大则多饮，善病胸痹、喉痹、逆气；肺高则上气，肩息咳；肺下，则居奔迫肺，善胁下痛；肺坚，则不病咳上气；肺脆，则苦病消瘅易伤；肺端正，则和利难伤；肺偏倾，则胸偏痛也。

又曰：色白①理小者肺小，粗理者肺大，巨肩反膺陷喉者肺高，合腋张胁者肺下，好肩背厚者肺坚，肩背薄者肺脆，背膺厚者，肺端正，胁偏疏者，肺偏倾也。

---

① 色白：《灵枢·本脏》作"白色"。

肺大肠补泻用要法

肺大肠。味酸，补；辛，泻。气凉，补；温，泻。

肺苦气上逆，急食苦以泄之诃子皮，一作黄芩。欲收，急食酸以收之白芍。以辛泻桑白皮。以酸补之五味子，虚则五味子补之。如无他证钱氏阿胶散阿胶、糯米、马兜铃、杏仁、灸甘草、鼠粘子补之。脾乃肺之母，以甘草补脾，实则桑白皮泻之，如无他证，以泻白散桑白皮、地骨皮、茯苓、甘草、青皮、陈皮、五味、人参、粳米泻之。肾乃肺之子，以泽泻泻肾。若曰实则泻子，肾水无实不可泻。

尤乘曰：肺气盛，则苦气上逆，泄则不逆，苦性宣泄，急食苦以泄气逆。肺金受病于火制，收则不受火克而自宁，故欲收。酸能收，急食酸以收之。酸益肺，故用以补之辛性散逆，故用辛以泻之。

肺主燥，自病则喘嗽，必须润之。

实则喘而气盛，泻白散。

虚则喘而少气，阿胶散。

心乘肺为贼邪，热而嗽喘，初地黄丸，中导赤散，末阿胶散。

肝乘肺为微邪，恶风冒眩，昏愦而嗽羌活膏。

脾乘肺为虚邪，体重，痰嗽，泄泻人参白术散。

肾乘肺为实邪，憎寒渍利嗽百部丸。

本病诸气膹郁，诸痿喘呕，气短咳嗽，上逆，咳吐脓血，不得卧，小便数而欠，遗矢不禁，标病洒淅寒热，伤风自汗，肩背痛，肩似拔，臑臂前廉痛。

气实泻之

泻子_{泽泻}、葶苈子、桑白皮、地骨皮。

除湿_{半夏}、白茯苓、白矾、木瓜、陈皮、苡仁。

泻火_{石膏}、粳米、寒水石、诃子、知母。

通滞_{枳壳}、杏仁、薄荷、木香、干姜、厚朴、桔梗、苏梗、皂荚。

气虚补之

补母_{人参}、黄芪、甘草、升麻、山药。

润燥_{阿胶}、麦冬、天冬、贝母、百合、天花粉、蛤蚧。

敛肺_{乌梅}、粟壳、五味子、五倍子、白芍药。

本热清之

清金_{黄芩}、知母、麦冬、栀子、沙参、紫菀、天冬。

本寒温之

温肺_{丁香}、藿香、檀香、益智、砂仁、百部、糯米、款冬、白豆蔻。

标寒散之

解表_{麻黄}、葱白、紫苏。

肺为华盖之脏，又名娇脏，畏热又畏寒，主持一身之气者也。气常则顺，气变则逆，逆则违其性矣，故急食苦以泄之，黄芩之属是也。

肺主上焦，其政敛肃，故其性喜收，宜急食酸以收之，白芍之属是矣。

肺畏热，热邪贼肺，宜急食辛以泻之，桑白皮之属是已。

肺主收，不敛则气无所管束，是肺失其职也，故宜补之以酸，使遂其收敛之性，以清肃乎上焦，是即补也，五味子之属是已。如辛味主散，故泻肺。气虚欲收，收则气敛，是则为补也。

凡肺之为病，先观心脾之虚实，若心火炎盛烁金，即当先抑心气后用肺药，若心气和，再看脾脉虚实，若脾气虚冷，不能相生，而肺气不足，则风邪易入，故肺恶寒者，由脾虚得之。若脾气盛实，则亦痞满，中焦不通，而肺与大肠，腑脏自相阻隔，其脾之热必上蒸，故患肺热者，多脾实得之，心气盛者泻之，脾气虚者益之，脾气实者通之，须随其气之寒热以治之，故有抑心益脾之方，方当诊其脉，如心脾俱和，而肺自病，则察其本经之虚实治之。

抑心方 治心气实热克肺金，或心脉洪大，或肺部见心脉，宜用此方

黄芩、玄参、麦冬去心、茯苓、犀角镑、甘草、升麻、桔梗、贝母去心、丹皮各一两，沉香、木香各一钱二分。

上为剂，每服三钱，水一钟，煎八分，不拘时服。

益脾方 治脾虚不能生肺，肺气不足，易感风邪或患恶寒，宜用此方

人参、草豆蔻各五钱，厚朴姜汁炒一两，干姜炮、甘草炙各一钱。

上为细末，每服三钱，水一钟，煎八分，空心和

渣服。

通脾气方治脾气实热，中焦痞膈，肺与大肠不通，失降下之令，因而上蒸于肺，肺受热而病，若诊得脾脉洪大，宜用此方主之

麻黄、桔梗、大黄各五分，枳壳、大腹皮、柴胡、杏仁、羌活、木香各一钱。

上为末，每服三钱，水一钟，姜三片煎服。

阿胶散一名补肺散

阿胶一两五钱麸炒，糯米一两，兜铃五钱焙，鼠粘子二钱五分炒香，甘草炙二钱五分，杏仁七粒去皮尖炒。

上为末，服三钱，水一钟，煎六分，食后温服。

按：王海藏云：杏仁本泻肺，非若人参、黄芪、二冬之补，用此以利肺则可，宜审之。

麻子汤治肺气不足，咳吐脓血、气短不得卧，宜用此方

麻子一升，桑白皮三两，桂心、人参各三两，阿胶、紫菀各一两，干地黄三两，饴糖八两。

上为剂，水十二钟，煎五钟，入糖煎三四沸，去渣分五服。

小建中汤治肺与大肠俱虚寒，乏气，小腹拘急，瘦瘠滞下之症用之

白芍药五钱，甘草二钱，桂心三钱，大枣四枚，生姜三片。

上为剂，水二钟，煎一钟，去渣，入饴糖一两半，煎八分，温服。

泻白散一名泻肺散。海藏云：治肺热，骨蒸，自汗

桑白皮炒香一两，地骨皮炒一两，甘草五钱炙。

上为末，每服二钱，水一钟，入粳米百粒，煎六分，食后服。

治喑方肺热言喑，喘息短气，好卧，下利脓血，此方主之

生地三钱，石膏四钱，麻黄、杏仁各二钱，升麻、羚羊角、芒硝各一钱五分，赤蜜一小盏，淡竹茹三钱。

上为剂，水二钟，煎八分，去渣入蜜，煮二沸，温服。

鼻衄方肺热，血溢，喘息

羚羊角、玄参、射干、芍药、鸡苏、升麻、黄柏各一钱，生地三钱，栀子炒一钱五分，淡竹茹二钱。如大便结加芒硝。

上为剂，水二钟，煎八分服。

橘皮汤治肺热气上，咳息喘急

陈皮、麻黄各一钱，紫苏、柴胡各八分，干姜、杏仁去皮尖炒各钱五分，石膏四钱。

上水二钟，先煮麻黄，去沫，入前味，煎八分，食后温服。

肺风瘙痒方治肺有风热，头目昏眩，皮肤瘙痒如虫行者用之

麻黄、羌活、川芎、射干、牡丹皮、荆芥、山栀、紫苏、杏仁各一钱，细辛、僵蚕各一钱五分，黑丑五钱。

上为末，每服三钱半，水一钟，姜一片，煎二三沸，食后和渣服。

肺寒清涕方肺受风寒而嗽，反服凉药，愈多清涕，此方主之

陈皮三钱，麻黄、羌活、川芎、紫菀、桔梗各一钱，细

辛一钱二分，甘草一钱六分。

上为末，每服二钱，水一钟，姜二片，煎七分，温服。

肺热面疮方治面上生疮，口有胶涎，胸中滞塞，此方主之。

紫苏、桔梗、麻黄、羌活、牡丹皮、连翘各等分。右为细末，每服二钱食后汤调送下。

理肺方治一切远近肺受寒邪，时时打嚏，渐加喘急咳嗽此方主之

陈皮三钱，麻黄、桔梗、防风、川芎、紫菀、羌活、杏仁、甘草、细辛各一钱。

上为末，每服二钱，水一钟，姜二片，煎八分空心服。

黄连补肠汤治大肠虚冷，利下清白，肠鸣作痛，宜此方主之

黄连五钱炒、川芎、茯苓各三钱，地榆五钱半炒，酸榴皮四钱，伏龙肝二钱。

上为剂，水二钟，煎八分，下伏龙肝再煎二三沸服。

生姜泻肠汤治大肠实热，腹胀不通，口内生疮，用此方主之

生姜、陈皮、竹茹、黄芩、栀子仁炒、白术炒、桂心、茯苓、芒硝各二钱，大枣二枚，生地二两捣汁。

上为剂，水二钟，煎八分，温服。

煮散方治肺与大肠俱实，令人气塞，胸满腹胀，宜用此方主之

麻黄、茯苓各六分，大青、黄芩、桂各三分，川芎、陈皮、五味子、甘草、贝母各三钱，枳实四钱，石膏五钱，丹参一钱。

上为粗末，帛裹方寸匕，井花水一盏，煮五分温服。

匕，匙也，方寸匕者，四方一寸也。

治大肠秘热方 大肠不通，烦躁，头疼，口苦，胸肋痞满，此方主之

大黄 炮、牵牛 半熟半生各三钱，桔梗、广木香、枳壳、柴胡、羌活、独活、川芎 各一钱。

上为末，煮菜服捣如糊，入末令可丸，如桐子大，食后熟汤下三十丸。

治大肠虚冷方 食少肠鸣，非时飧泄

吴茱萸、诃子 炮、丁香、草豆蔻、川芎、防风 各等分，舶上硫黄 六钱。

上为末，炼蜜丸，如桐子大，每服三十丸，食前米饮下。

灸法

大肠有热，肠鸣腹满，食不化，喘不能久立，巨虚穴及上廉穴主之。

肠中胪胀①不消，灸大肠俞。

肠如雷鸣相逐下利，灸承满五十壮。

针法

大便不通，先刺气海八分，令病人觉急便三五次为度，针讫，令人侠脐揉胃之经 即刺三里，觉腹中鸣三五次即透矣。

---

① 胪胀：胀满，胀闷。

大便秘塞，照海、支沟泻之。又法章门二七壮，气海刺，太白、照海亦刺，足三里刺。

大肠图

《难经》曰：大肠重二斤十二两[①]。

伯高[②]曰：回肠大四寸，径一寸，寸之少半，长二丈一尺，受谷一斗，水七升半。

《卮言》曰：肠者，畅也。贵通畅也。又名广肠。

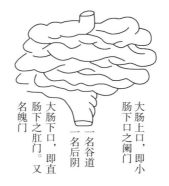

大肠上口，即小肠下口之阑门

大肠下口，一名谷道一名后阴

大肠下口，即直肠下之肛门。又名魄门

大肠者，传导之官，变化出焉。当脐左回十六曲，受谷一斗，水七升半，以其回叠，是名回肠。广肠附脊，以受回肠，乃出滓秽之路，受谷九升三合，八分之一，即回肠之更大者直肠又广肠之末节，下连肛门，是为谷道后阴，又为魄门，总大肠也，是经多气多血，卯时，气血注此。

---

① 大肠重二斤十二两：语见《难经·四十二难》。
② 伯高：传说上古医家，黄帝之臣子，精针灸之术，与岐伯齐名。

大肠病者肠中切痛而鸣濯濯①，寒则鹜溏，热者垢腻。

厥气客于大肠则梦田野。

大肠有宿食，寒栗发热，有如时疟状。

大肠胀者，肠鸣而痛濯濯，冬日重感于寒，则飧泄不化，水气客于大肠，疾行则鸣濯濯，如囊裹浆。

小肠移热于大肠，为虙瘕②。

大肠俞，在脊第十六椎旁，其募，在脐旁之天枢穴。灸法及药方，见前肺脏。

《灵枢·本脏篇》云：肺应皮，皮厚者大肠厚，皮薄者大肠薄，皮缓腹大者③，大肠大而长，皮急者，大肠急而短，皮滑大肠直，皮肉不相离者大肠结也。

本病，大便闭结，泄利下血，里急后重、痔痔、脱肛、肠鸣作痛。

标病，齿痛喉痹颈肿，口干咽中如核，鼻衄，目黄，手大指、次指痛，宿食发热，寒栗。

肠实泄之

热大黄、芒硝、桃花、牵牛、巴豆、石膏、郁李仁。

气枳壳、木香、陈皮、槟榔。

---

① 濯濯：形容有水声。

② 虙瘕：又名"伏瘕"。古病名。指一种邪气伏于大肠的瘕证。下腹部有时鼓起块状，但有时消散，可伴有腹痛、便秘等症状。多因大肠热气郁积所致。

③ 大：《灵枢·本脏》作"裹大"。

肠虚补之

气_{皂荚。}

燥_{桃仁、麻仁、杏仁、地黄、松子、当归、乳香、肉苁蓉。}

湿_{白术、苍术、半夏、硫黄。}

陷_{升麻、葛根。}

脱_{龙骨、粟壳、乌梅、白垩、白矾、诃子、赤石脂、禹余粮、}
石榴皮。

本热寒之

清热_{秦艽、槐角、地黄、黄芩。}

本寒温之

温里_{干姜、附子、肉豆蔻。}

标热散之

解肌_{石膏、白芷、升麻、葛根。}

肾脏性

肾属少阴经，肾藏精与志，主统气，故夜卧归纳一身之气藏象地运，其体属水，水色多白，其多气冬旺，其位北方，臭气腐，其质味咸，其德主智，其性好静，其华在发，主生骨髓，上通气于耳，下开窍于前后二阴，肾为五脏之根蒂，命脉之主宰，人惟肾坚则精足，精足则气血充盈，筋骨强壮。

肾象坎水，水性寒，苦燥，欲坚，恶热喜温。

肾者，至阴也。至阴者，肾水也。水性润而畏燥，润则百脉流通，燥则水不归源，故《经》曰：肾苦燥，以辛润之①。若寒凝成燥，宜用熟附子，辛热者蒸润之。火热成燥，宜用牡丹皮，辛凉者清润之，两义迥别，皆所谓以辛润肾也。

肾司闭藏，受五脏之精而藏之，收藏坚固，肾气充满，故《经》曰：肾欲坚，以苦坚之②。宜用黄柏之苦，以从其性，是即为补，所谓用苦补肾也。经曰：肾恶燥③，有阴阳之分，肾为水脏④，内伤辛热之物，则水畏火克，用知母、石膏甘寒者，以治阳燥，外中阴寒之气，则物极必反，用干姜、生附子之辛热者，以治阴燥，此肾有客感之谓也。

阴在下，阳之守也，阳在外，阴之使也，盖谓阴水伏于下，则阳火不炎上，若肾水衰微，则虚火无依而上炎矣，病为咽干口燥、面红颧热，宜以六味之类，壮水之主，以制阳光，使肾原足而火自伏。

肾政流衍，流衍成寒水，消涸即变热，戴人所谓肾本寒，虚则热，如多欲耗精，真阴亏损，以治发热咳嗽，宜以二冬、二地、龟甲、阿胶、枸杞沉阴味厚之品，滋阴益肾，虚热自止。总之肾常宜坚之，燥宜润之，虚宜滋

---

① 肾苦燥以辛润之：语本《素问·脏气法时论》。
② 肾欲坚以苦坚之：语本《素问·脏气法时论》。
③ 肾恶燥：语见《素问·宣明五气》。
④ 肾为水脏：语见《素问·逆调论》。

之也。

足少阴为肾之经络，起于足下，从内股上行，以贯腰脊，故感寒气，或受湿蒸，以致腰腿软弱，或久泻久痢，宜用补骨脂、肉苁蓉、锁阳、巴戟，性温者以暖之，甚则用虎胫骨、吴茱萸、肉豆蔻，性折者以折之。以温热之药用治肾经，又与肾脏了不相干，要之，肾脏虚多热，肾经虚多寒，判然水火，不可误投，殊不知肾本水火互藏之宅，火虚则寒，水虚则热也。

雨气通于肾。

久坐湿地，强力入水则伤肾，强力入房则高骨坏。

久立伤骨，劳于肾也。

损其肾者，益其精。

精气并于肾则恐。

肾热病者，颐先赤，先腰痛胻酸，苦渴数饮，身热，项强而痛，足下热，不欲言，其逆则项痛员员澹澹然，戊己甚，壬癸大汗，气逆则戊己死。员员，谓似急也，澹澹谓似欲不定也。刺足少阴、太阳。肾气虚则厥逆，实则胀满。

肾著之病……腰重如带五千钱①。

肾胀者，腹痛引其背，央央然，腰髀痛。

肾水者，腹大脐肿，腰重痛，不得溺，阴下湿如牛鼻头汗，其人足逆寒，大便反坚。

---

① 肾著之病，其人从腰以下冷，腰重如带五千钱：语本《金匮要略·五脏风寒积聚病脉证并治》。

肾积，名曰奔豚，发于小腹，上至心下。

肾病者，色黑气弱，吸吸少气，两耳苦聋，腰痛时时失精，食减，膝以下清，其脉沉迟为可治，宜补之<small>清冷也</small>。

肺移热于肾，传为柔痓。

肺移寒于肾为涌水，涌水者，按腹不坚，水气客于大肠，疾行则鸣，濯濯如囊裹浆，治主于肺。

邪在肾者骨痛阴痹，阴痹者，按之而不得，腹胀，腰痛，大便难，肩背颈项强痛，时眩，取涌泉、昆仑，视有血者尽取之。

肾疟者，令人洒洒腰脊痛，宛转大便难，目眴眴然，手足寒，刺足太阳、少阴。

肾咳之状，咳则腰引背而痛，甚则咳涎。

肾风之状，多汗恶风，面庞胅浮肿，脊痛不能正立，甚色炲，隐曲不利，诊在肌上。

肾痹者，善胀，尻以代肿，脊以代头<small>其人垂首向地如寻物状</small>。

肾气盛则梦，腰脊两解不相属，虚则梦见舟船溺人。

厥气客于肾，则梦临渊没居水中。

肾色黑欲如重漆色，不欲如地苍。又云黑如乌羽者生，如炲者死。

右尺肾膀胱所出。<small>沉而迟者，肾也，沉实而稍疾，膀胱也。</small>肾脉沉而软滑，肾合骨，肾脉循骨而行，持脉指法，按在骨上而得者为沉，次重以按之，脉道无力而濡，举指来疾流利者为滑。

《难经》曰：冬脉石①。冬脉者，肾脉也，石者，沉石也。

帝曰：冬脉何如而营②。脉沉而深，如营动也，滑氏曰：营如营垒之营，所屯聚处也，冬月万物合藏，故曰营。

岐伯曰：冬脉者，肾也，北方水也，万物之所以合藏也，故其气来沉以搏，故曰营，反此者病。曰：何如而反？其气来如弹石者，此谓太过病在外，其去如数者，此谓不及，病在中。曰：冬脉太过与不及，其病皆何如？曰：太过则令人解㑊③，脊脉痛而少气不欲言，尺脉缓涩谓解㑊，强不强，弱不弱，寒不寒，热不热，其病倦怠之极，不可名言也。不及则令人心悬如饥，䏏中清，脊中痛，小④腹满，小便变。䏏，季肋之下，挟脊两旁空软处也，肾外当䏏，故䏏中冷也。脉来喘喘累累如钩，按之而坚曰肾平。喘喘疾息貌，累累叠也，又增也。《难经》曰：其来上大下兑，濡滑如雀之啄，曰肾平⑤。上大者，足太阳，下兑者，足少阴，阴阳相得为肾气强，故曰平。

冬以胃气为本。

脉来如引葛，按之益坚曰肾病，

脉来发如夺索，辟辟如弹石曰肾死，僻僻急促也。

冬肾脉欲沉而滑，命门脉与肾同，肝脉欲沉而弦，心脉欲沉而洪，脾脉欲沉而缓，肺脉欲沉而涩。既云命门脉与

① 冬脉石：语见《难经·十五难》。
② 冬脉何如而营：语本《素问·玉机真脏论》。
③ 解㑊：古病名，解作懈解，懈怠无力，㑊作亦，肢体困倦疲软。
④ 小：《素问·玉机真脏论》作"少"。
⑤ 其来上大下兑……曰肾平：语见《难经·十五难》。

肾同，可见左右无二，沉滑者，非相火脉也。

《难经》曰：假令得肾脉，其外症面黑善恐欠，内症脐下有动气，按之牢若痛，其病逆气，小腹急痛，泄如下重，足胫寒而逆，有是者肾也，无是者非也①。

少阴气绝则骨枯，其脉伏行而温于骨髓，故骨髓不温，即肉不著骨，骨肉不相亲，即肉濡而却，故齿长枯，发无润泽，无润泽者骨先死，戊日笃，已日死，肾俞在十四椎旁。去脊中一寸五分，前与脐平，正坐取之，募在京门。腰间季胁。此穴主泻五脏之热，虚劳羸弱，耳聋肾虚，足□②如水，腰痛，梦遗精滑，女人赤白带下，月经不调，阴中痛。《千金》云：肾间风虚灸百壮，水肿尿血灸百壮，消渴口干灸之，肾虚腰痛久不已，刺肩井、肾俞。

肾脏图

《难经》曰：肾有两枚。左右各一，状如石卵，重一斤二两③。

《甲乙经》曰：肾者，引也，能引气通于骨髓也。

《卮言》曰：肾者，神也，妙万物而为言也。

肾者作强之官，伎巧出焉，精神之舍，性命之根，主藏精与志。形如豇豆，其色紫黑，附著于脊之十四椎，当胃下两旁相去各一寸五分，与脐平直。其外有脂包裹，内色淡白，各有系二条，上条系于心，下条趋脊下大骨，在

---

① 假令得肾脉……无是者非也：语见《难经·十六难》，"症"原作"证"。

② □：原底本漫漶，疑为"冷"。

③ 二两：《难经·四十二难》作"一两"。

肾藏精，其精管自两肾脊中发来，绕大肠之右，从溺管之下同出前阴而泄精

作强属男子
伎巧属女人

右肾　左肾

相火　真水

女子繁胞　男子藏精

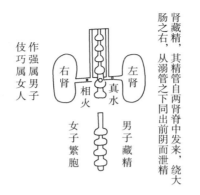

脊骨之端，如半手许，中有二穴，是肾经脉过处，上行脊髓至脑。脑为髓海，所以老人脑减发素①，眼目不精明，皆因肾气衰微，不及上达之故。人在胞胎，父母构精之初，未有此身，先结河车②，中间透起有一茎，如莲蕊状，即脐带也，蕊中一点，实生身立命之原，故曰命门。于是左肾之阴水生肝木，肝木生心火，右肾之阳火生脾土，脾土生肺金，其四脏之本于肾，犹枝叶之出于根也。由是言之，两肾本是太极，动为静本，阴为阳基，位虽居北，属阴属水，而相火寓焉。譬之水中龙雷，因动而发，左右开阖。正如门中枨臬③之状，静而阖，涵养乎一阴之真水；动而开，鼓舞乎龙雷之相火。所以冬至子之半，一阳生于二阴之间，水为常而火为变，坎之象也。其合骨，其荣发，开窍于上两耳，下在二阴。旺于冬，绝于长夏，及四

---

① 素：白。
② 河车：指胚胎。
③ 枨臬（chéngniè 成聂）：古代门两旁竖的长木与门中间的竖木。

季之末。其味咸，其充骨。骨病毋多食咸，咸走血，血病无多食咸。其不足则厥，有余则肠泄。是经多血少气，酉时气血注此。

《灵枢·本脏篇》云：肾小则脏安难伤，肾大则善病腰痛不可俛仰，易伤以邪；肾高则苦背膂痛，不可俛仰；肾下则腰尻痛不可俛仰，为狐疝；肾坚则不病腰背痛；肾脆则善病消瘅，易伤；肾端正则和利难伤；肾偏倾则苦腰尻痛也。

又云：黑色小理者肾小，粗理者肾大，高耳者肾高，耳后者陷者肾下，耳坚者肾坚，耳薄不坚者肾脆，耳前居牙车者肾端正，耳偏高者肾偏倾也。

肾膀胱补泻用药法

肾膀胱。味苦，补；咸，泻。气寒，补；热，泻。

肾苦燥，急食辛以润之知母；欲坚，急食苦以坚之黄柏。以苦补之知柏，以咸泻之泽泻，虚则熟地、黄柏补之，肾本无实不可泻，钱氏止有补肾地黄丸，无泻肾之方，肺乃肾之母，以五味子补肺。

尤乘曰：肾气虚则苦燥，燥则不润，辛性津润，能开发腠理，故急食辛以润之。肾水病受制于土，坚则不受土制，而水自充，故欲坚，苦性坚，急食苦以坚之，苦益肾，故用苦补之，咸能耎坚，以逆肾性，故以咸泻之。

肾主寒，自病则足胫寒而逆。

心乘肾微邪，内热不恶寒，桂枝丸。

肺乘肾虚邪，喘嗽皮涩而寒，百部丸。

肝乘肾实邪，拘急气搐，身寒，理中丸。

脾乘肾贼邪，体重泄泻身寒，理中丸。

五脏之中，惟肾一经，而母盛则子反受邪，是脏之性用不同，肺肾是也。肺属金，应乎皮毛，其所主气肾属水，主乎骨髓，其所藏者精，气性轻浮，能上而不能下，精之体重，能下而不能上，此物理之自然也，今肺盛气实，热乃作也，气热则上蒸，而肺不能下生于肾，肾受邪矣，急以凉药解之，使脏气温和，自能下生于肾，所以肾病必先求之于肺，若肺和而肾病必是脾湿相刑，故有解肺热去脾邪二方，若脾肺俱和，则肾自病，须当察其本脏虚实以治之。

通肺散 治肺气盛生热痞结中焦，不能下生于肾，肾乏生气而病，故肾病先看肺脉大盛者用之

麻黄去节、杏仁去皮尖、桔梗、紫菀、丹皮、前胡、柴胡、苏子、枳壳各等分。

上为末，每服二钱，水一盏，姜三片，煎七分服。

抑脾扶肾方 治脾湿所胜，刑肾为病

厚朴炒、陈皮、甘草、川芎、肉豆蔻煨、茯苓、羌活、防风、吴茱萸各等分。

上为末，每服二钱，水一盏，煎八分，温服。

地黄丸 一名补肾丸，治脉虚而微

熟地八两、山萸肉、山药各四两，茯苓、牡丹皮、泽泻各三两。

上末，炼蜜丸如桐子大空心熟汤下三钱，前方熟地改生

地，去黄肉，名平肾丸，治左尺脉洪而实之症。

八味丸<small>即地黄丸，加附子，肉桂，各一两，于前方中是也，治肾中火虚</small>

肾气丸<small>即六味丸以泽泻易车前子，加五味子，益肺元以生肾水也</small>

三才封髓丹<small>降心火，益肾水</small>

人参、天冬、熟地黄<small>各五钱</small>，黄柏<small>三两</small>，甘草<small>炙七钱半</small>，缩砂仁<small>一两五钱</small>。

上为末，水法丸桐子大，每服五十丸，用苁蓉五钱，作片酒浸，一宿煎三五沸，去渣，食前送下。

离珠丹<small>治右肾阳虚，右尺脉虚微之症</small>

杜仲<small>姜汁炒去丝二两</small>，草薢<small>二两</small>，川巴戟<small>酒浸去心二两</small>，补骨脂<small>炒三两</small>，胡桃肉<small>一百枚去皮</small>，诃子<small>炮五枚</small>，缩砂<small>五钱</small>，龙骨<small>白者一两</small>，朱砂<small>另研一两五钱为衣</small>。

上为末，酒糊丸如梧子大，每服三十丸，空心温酒或咸汤下。

天真丹<small>治肾虚寒</small>

沉香、巴戟、胡芦巴、茴香<small>盐炒</small>、杜仲<small>盐炒</small>、荜茇、补骨脂<small>炒各一两</small>，官桂<small>五钱</small>，琥珀<small>六钱</small>，黑丑<small>盐炒八钱</small>。

上为末，酒糊丸如梧子大，每服五十丸，食前酒下。

肾寒方<small>治虚寒阳痿，腰脊痛，身重，便浊淋癃，阳气暴绝之症</small>

熟地黄<small>十两</small>，肉苁蓉、巴戟天、甘草、麦冬<small>去心</small>、五味、牛膝、白术、白茯苓、杜仲<small>各一两</small>，干姜、车前子<small>各七钱</small>。

上为末，炼蜜丸，食前酒下六十丸。

肾热方 治小便黄赤不利，每欲小便则茎头痛

榆白皮切、冬葵子各一升，车前子二升，滑石八两，条芩、通草、瞿麦各三两，石韦四两。

上为剂，水二斗，先煎车前取一斗，去渣，下余品，煮三升半，分五服，食前用。

凤髓丹 治右肾阳实，右尺脉洪大有力

黄柏三两，缩砂仁、甘草各一两。

上为末，水法丸如梧子大，每服五十丸，咸汤下。

本病：诸寒厥逆，骨痿，腰痛，腰冷如水，足胻肿寒，少腹满急，疝瘕，大便闭泄，吐利腥秽，水液澄澈，清冷不禁，消渴引饮。

标病：发热不恶热，头眩头痛，咽痛舌燥，脊股后廉痛。

水强泻之

泻子大戟、牵牛。

泻腑泽泻、猪苓、车前、防己、茯苓。

水弱补之

补母人参、山药。

气知母、玄参、补骨脂、砂仁、苦参。

血黄柏、枸杞、阿胶、锁阳、肉苁蓉、山茱萸、五味子。

本热攻之

下伤寒少阴证，口燥咽干，大承气汤。

本寒温之

温里附子、干姜、肉桂、川椒、白术。

标寒解之

解表麻黄、细辛、独活、桂枝。

标热凉之

清热玄参、连翘、甘草、猪肤。

命门为相火之原，天地之始，藏精生血，降则为漏，升则为铅，主三焦元气。

本病：前后癃闭，气逆里急，疝痛，奔豚，消渴，膏淋，精漏，精寒，赤白浊，溺血，崩中带漏。

火强泻之

泻相火黄柏、知母、丹皮、骨皮、生地、茯苓、玄参、寒水石。

火弱补之

益阳附子、肉桂、益智、补骨脂、沉香、天雄、乌药、硫黄、蛤蚧、胡桃、茴香、巴戟天、丹砂、覆盆、阳起石。

精脱固之

涩滑牡蛎、芡实、五味、远志、蛤粉、山萸肉、金樱子。

膀胱性

膀胱属足太阳经，腑象天气，其体属寒，寒色黑，冬令生旺，其臭气秽，其质味咸，其性好顺，主生骨髓。膀胱为津液之腑，专司渗泄，水道出焉，其源上承乎肺。经曰：饮食入胃，先归于肺，通调水道，下输膀胱①。气化则能出矣。故人惟肺气旺，则膀胱利，神清体健，诸病不生。

膀胱气寒，寒性浊，苦涩，欲利，恶闭，畏热，喜清。

膀胱本性，气逆则短涩，气顺则流利，稍热则赤涩，大热则癃闭。

膀胱最苦肺气虚，虚则气上逆，逆则溺短涩。若口渴而小便不通，则病在上焦气分，须清肺脏，宜用茯苓、泽泻、桑皮、葶苈、车前淡渗之，以理水之上源。若痰塞肺窍，亦令便闭，当治上部之痰，宜用紫菀、贝母清之，而下便自利矣。

膀胱属寒水，如水少渐涸，涸竭则化热，故曰：膀胱本寒，虚则燥。为病在下焦血分，口不渴而小便不通，当泻膀胱，宜用知母、黄柏，少佐肉桂，以利水之下窍，通关散是也。

膀胱以肾为脏，如纵欲伤精，思色火降，则膀胱癃闭，而尿管涩，或白浊而茎中痛，宜用二冬、二地、枸杞、牛膝滋阴补肾，膀胱自利，而肾主闭藏，肾气足则便稀而长，肾气虚，则便频而短，且溲有余沥，因脏气不能摄腑中之水也。

---

① 饮食入胃……下输膀胱：语本《素问·经脉别论》。

若实热而小水不利者，因大肠有宿垢燥结，则膀胱气闭不通，法宜下之，大便动而小便自行。总之膀胱常宜利之，涩宜渗之，热宜清之。

夫溲溺务，宜通利，一日不通，令人上虚下实，关格为病，下焦填塞不通之谓关，胃中遏绝不入之谓格，格即吐逆，关即小便癃闭，此病极重。《经》曰：出入废，则神机化灭，升降息，则气立孤危[1]。予谓膀胱为病，所以更急于大肠。

傅玉梁云：治病当先问二阴，而前后二便，是气血往来之道路，水火流通之门户，吃紧关头，疾病吉凶之征兆处也。

膀胱病者，小腹偏肿而痛，以手按之，则欲小便而不得，肩上热，若脉陷，足小指外侧及胫踝后皆热，若脉陷者取委中。

膀胱胀者，小腹满而气癃。

膀胱有热则淋闭，膀胱不约为遗溺。

《经》云：膀胱又名足三焦，然足三焦脉实，约下焦而不通，足三焦脉虚，不约下焦为遗溺，膀胱津液之腑，水注由之故耳[2]。

厥气客于膀胱，则梦游行。

膀胱俞，在十九椎下，去脊中一寸五分，伏而取之。

---

① 出入废……气立孤危：语见《素问·六微旨大论》。
② 膀胱……水注由之故耳：语本《灵枢·本输》。

此穴，治小便赤涩，遗尿泄利，腰脊腹痛，阴疝，足膝寒冷无力，女人癥瘕。

本病：小便淋沥，或短数，或黄赤，或浊，或遗矢，或气痛。

标病：发热恶寒，头痛，腰脊强，鼻窒，足小指不用。

实热泻之

泄火滑石、猪苓、泽泻、茯苓。

下虚补之

寒桔梗、升麻、益智、乌药、山茱萸。

热黄柏、知母。

本热利之

降火地黄、栀子、茵陈、黄柏、丹皮、骨皮。

标寒发之

发表麻黄、桂枝、羌活、苍术、防己、黄芪、木贼。

治膀胱实热方小便赤涩不利或疼

石膏八两，山栀、赤苓各三两，知母二两，生地、淡竹叶各一斤，蜜四两。

上为剂，水七升，煮取二升，下蜜，再煎三沸，分三服，欲利大便，加芒硝。

治膀胱虚寒方小便频数，或漏精，精寒，或浊如米泔

熟地黄三钱，肉苁蓉六钱，赤白石脂各五钱，桑螵蛸、牡蛎、龙骨、黄连各四钱。

上为末，纳入赤雄鸡肠胃中，或一具二具，以尽末为度，蒸令熟晒干，再为末，不拘酒服方寸匕。

鸡胃一名脮胵①。

膀胱图

《难经》曰：膀胱重九两三铢，纵横九寸，盛溺九升九合，广二寸半②。

《甲乙经》曰：膀者，横也，其胱者，广也，言其体横广而短也，居肾下之前，大肠之侧，当脐上③一寸水分穴之处，小肠之下也。

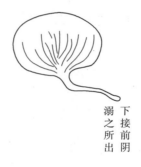

溺之所出　下接前阴

膀胱者，州都之官，津液藏焉，气化则能出矣。当十九椎，乃膀胱上际，水液由此渗入，通体虚松，其出入皆由气化，入气不化则水归大肠而为泄泻，出气不化闭塞下窍而为癃闭，此云有下口，无上口也。又云：上下皆有口，膀胱上口，即小肠下口，正当下焦渎处。是经多血少

① 脮胵：脮，肋下髀骨部。胵，鸡胃。
② 膀胱重……广二寸半：语本《难经·四十二难》，原作"膀胱重九两二铢，纵广九寸，盛溺九升九合，口广二寸半"。
③ 上：据文义，当为"下"。

气，申时气血注此。

水泉不止者，膀胱不藏也，得守者生，失守者死。

《本脏篇》云：肾应骨，密理厚皮者，三焦膀胱厚，粗理薄皮者，三焦膀胱薄，疏腠理者，三焦膀胱缓，皮急而无毫毛者，三焦膀胱急，毫毛美而粗者，三焦膀胱直，稀毫毛者，三焦膀胱结也①。

按肾与膀胱为表里，而三焦亦合于肾，故《内经》合言三焦之状，可因腠理毫毛而知也。一云膀胱上口，正当下焦如渎之处。

三焦图

《灵枢》云：上焦如雾，中焦如沤，下焦如渎②。为决渎之官，水道出焉。

扁鹊云：三焦者，水谷之道路，气之所终始也。上焦在心下膈中，主纳而不出，其治在膻中，直两乳中陷处。中焦在胃中脘，当脐上四寸，不上不下，主熟腐水谷，其治在脐旁。下焦者，在脐下，当膀胱际也，主分别清浊，出而不纳，以传道也，其治在脐下一寸，气海之上，为焦原也，脐下一寸五分为气海③。

《九墟》云：中焦并属于胃中，出上焦之后，受肾真气，以别糟粕，蒸津液，化其精微，上注于肺，乃化为血，以奉生身，故得独行于经隧，命曰营气，故言中焦如

---

① 肾应骨……膀胱结也：语见《灵枢·本脏》。
② 上焦如雾……下焦如渎：语出《灵枢·营卫生会》。
③ 扁鹊云……为气海：语本《难经·三十一难》。

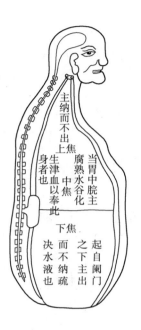

沤也①。

仲景曰：下焦不和，清便重下，大便数难，脐腹筑痛。

《参赞书》云：其体有一脂膜如掌大，与膀胱相对，有二白脉，自其中出，由夹脊而上贯脑，所谓如雾如沤，喻其上中二焦之状，如渎云者，则又指夫渗入膀胱处也，一名外腑，一名虚脏信然②。

---

① 九墟云……中焦如沤也：语见《灵枢·营卫生会》。九墟为《灵枢》之别名。

② 其体……一名虚脏信然：语本《三元参赞延寿书》，该书为李鹏飞撰集，宋末元初人。云：其体有一脂膜如掌状，与膀胱相对，有白脉自其中出，夹脊而上贯脑，窃谓如雾如沤，喻其明之薄处，如渎云者，则又指夫渗入膀胱处也。一名外府，一名虚脏，信然。

晞范曰：心肺若无上焦，何以宗主营卫，脾胃若无中焦，何以腐熟水谷，肾肝若无下焦，何以疏决水津，此三焦有名无形，正脏腑有余不尽之意，苟止心肝脾肺肾，而无三焦所寄之腑，是人身与天地为二也①。

尤乘曰：三焦属相火者，传化之火也，而所以焦字从火由此。

脏腑俱五者，谓手心主，非脏，三焦非腑也，以脏腑俱六者，合手心主与三焦也。《难经》云：脏惟有五，腑独有六者，何也？所谓腑有六者，谓三焦也，有原气之别使，主持诸气，有名无形，其经属手少阳，此外腑也，故言腑有六②。又云：十二经，五脏六腑，仅十一耳，其一经者，何经也，手少阴与心主别脉也，心主与三焦为表里，俱有名无形，故言如此③。

《正理论》云：三焦者，有名无形，上合于手心，主下合于右肾，遂有命门三焦表里之说，殊不知包络相火，附名右肾，夫人之脏腑，一阴一阳，自有定耦，岂得一经有两配之理，所谓上合手心主，正言其为表里，下合右肾者，正言其与包络相火相合，又以三焦为原气之别使，知此则知命门与肾通三焦无两配矣，故名孤腑④。

《中藏经》曰：三焦者，人身三元之气，也统领五脏六腑营卫经络，内外左右上下之气，三焦通，则内外左右

① 晞范曰……是人身与天地为二也：语见《医门入学》，该书为明代李梴著（1624）。
② 脏惟有五……故言腑有六：语见《难经·三十八难》。
③ 十二经……故言如此：语见《难经·三十八难》。
④ 正三焦者……故名孤腑：语见《素问·金匮真言论》。

上下之气皆通，其于周身灌注，和内调外，荣左养右，导上宣下，莫不由此，惟无形可以载有形，而统乎诸阳，其形色最赤，是经多血少气，亥时气血注此①。

俞在脊十三椎旁，募在任脉之阴交穴。

诊法

手少阳三焦，有上中下之名，按经云：上者上之，下者下之之说，则如滑氏所言大小肠，宜见于尺，不宜见于寸，揆之经脉授受之次，上下相通。大抵心包在膈上，命门在膈下，三焦俱不相失而相应。上焦寄位两乳之间，名曰膻中。中焦即胃中脘。下焦在脐下膀胱上口。故三焦为人身三元之气，自膻中以迄脐下三寸，皆为气海，有脂膜在腔子内，包罗于六腑五脏之外，合之包络，共成六脏、六腑，为十二经。而或言腑止有五，以三焦有名无形，不名正腑，而或言脏亦止有五，以命门与肾二而一，不及心包也，然或言五腑六脏，或言五脏六腑，则六腑六脏之名不能灭，又何疑乎手少阳之三焦，手厥阴之包络也哉？其体亦属司相火，言其用，三焦为气之父，盖肾间动气，人之生命，十二经之根本。三焦者，原气之别使也，主通行三气，经历于五脏十二经，故曰：禀肾间动气以资始，藉胃中谷气以资生，为决渎之官，水道出焉，合包络为用，

① 三焦者……气血注此：语本《中藏经·卷中·论三焦虚实寒热生死逆顺脉证之法第三十二》："三焦者，人之三元之气也，主升降出入，总领五脏六腑，营卫经络，内外左右上下之气。三焦通，则内外左右上下皆通，其于周身灌体，和内调外，营左养右，导上宣下，号曰中清之府，莫大于此也。"

宣通气血，分别清浊，运导营卫，上升下降，各得其所，三焦之为用大矣哉。

右尺命门三焦脉所出心包诊详后心包图。

三焦病者，腹胀气满，小腹坚不得小便，窘急，溢则为水，留则为胀，候在足太阳之外，大络在太阳少阳之间，亦见于脉取委阳穴。

三焦胀者，气满于皮肤壳壳然坚不疼。

热在上焦因咳而肺痿，热在中焦，因痞坚，热在下焦因溺血。

本病诸热瞀瘛，暴病，暴死，暴喑，燥扰狂越，谵妄，惊骇，诸血溢血泄，诸气逆动上，诸疮疡、痘疹、瘤核。

上焦热，则喘满诸呕吐酸，胸痞胁痛，食饮不消，头汗出。

中焦热，则善饥而瘦，解㑊，中满①，诸胀腹大，诸病有声，鼓之如鼓，上下关格不通，霍乱吐利。

下焦热，则暴注下迫水液浑浊，下部肿满，小便淋沥或不通，大便闭结，下利。

上焦寒，则吐饮食痰水，胸痹前后引痛，食已还出。

中焦寒，则饮食不化，寒胀反胃吐水，湿泻不渴。

下焦寒，则二便不禁，脐腹冷疝痛。

标病恶寒战栗，如丧神守，耳鸣耳聋，嗌肿喉痹诸病，胕肿疼痠，惊骇，手小指、次指不用。

---

① 中满：因饮食停滞所致的脘腹胀满。

三焦补泻用药法

愚按诊法，命门相火，散行于三焦，心包，故同诊右尺，则用药亦当推此义。手厥阴心包，其经通于足厥阴、少阳，厥阴主血，凡诸药入肝经血分者，并入心包。手少阳三焦，其经主气，凡诸药入胆经气分者并入三焦，然命门相火，散行于胆、三焦、心包，故入命门之品，并入三焦，此手厥阴心包、手少阳三焦，无专主者，统于命门也。足厥阴肝主血，足少阳胆主气，原有所匹，亦配手足于十二经者故也。

实火泻之

汗麻黄、羌活、柴胡、葛根、荆芥、升麻、薄荷、石膏。

吐瓜蒂、沧盐、蓠汁。

下大黄、芒硝。

虚火补之

上人参、天雄、桂心。

中人参、黄芪、丁香、木香、草果。

下人参、附子、桂心、沉香、硫黄、乌药、补骨脂。

本热寒之

上黄芩、连翘、栀子、知母、玄参、石膏、生地黄。

中黄连、连翘、生芪、石膏。

下黄柏、知母、生芪、石膏、丹皮、骨皮。

标热散之

解表柴胡、细辛、荆芥、羌活、石膏、葛根。

心包络图

《灵兰秘典论》云：有十二官，独少心包一官而多膻中者，臣使之官，喜乐出焉。今考心包位居膈上，经始胸中，正值膻中之所职司相火，代君行事，实臣使也，此一官者，其即心包经之谓也。①

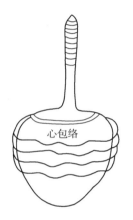

心包络

手厥阴心包经，一名手心主，何也？曰：君火以明，相火以位，手厥阴待君火行事，以用而言，故曰手心主，以经而言，则曰心包络，一经二名，为相火也。

滑氏曰：心包，一名手心主，以藏象较之，在心下横膜之上，竖膜之下，其与横膜相粘，而黄脂包裹者，心也，其脂膜之外，有细筋膜如丝，与心肺相连者，心包也，此说良是。《难经》言其无形者非心包为脏，三焦为腑，其配十二经，是经多血少气，戌时气血注此。

尤乘曰：历代医书，皆未详心包之脏为何物，及所出之位，咸云

卷

下

九一

---

① 有十二官……之谓也：语见《素问·灵兰秘典论》。

有名无形，只膻中是也，岂不详膻中，在玉堂下一寸六分，犹岩廊焉，三焦为之腑，其位在寅，火所生也，而胎于子肾之位。心之系有二，一则上与肺连，一则自心入肺，从肺两大叶间，曲折向后，并脊里正当七节之间，所谓七节之旁，中有小心者，心包也，其细络相连，下贯脊髓，与肾相通，然人之脊骨二十一节，从下起至七节之旁，左为肾，右为命门。何也？自乾坤交而六子行，则六子以所交之爻，或用互脏其宅，或用互为其根，而坎离独得所交之中者以为用，故离火内阴而外阳，心脏属之，坎水内阳而外阴，肾脏属之，故左右两肾俱属水，而命门在中可见矣。然又上下居于子午，君火对化之位，体天地生成变化之元始，故坎中之阳，子半以后而一阳生，分阴而出，至卯而平，至午而极，午半以后而一阴生，含阳而入至酉而平，至子而极，静极复动，而一阳复生，夫如是循环无端，不唯应于岁月昼夜而已，其在呼吸之间亦然，《难经》所云男子藏精，女子系胞者，乃指相火辅于子位，对化君火之用，在于此犹辅午位，君火之在膻中也，相火专以心包得名，三焦则分布上中下，而合为表里相行君命，故曰命门，所以皆云相火也。

悬珠①先取先原于三日，迎而取之，刺大陵者，是泻相火"小心之原"也，是知相火属包络，包络是"小心"，然两肾中命门，亦云"小心"也。从下从数上七节，正当命门，所云"小心"，即是命门相火，相行君命耳。

帝曰：手少阴之脉，独无俞，何也？岐伯曰：手少阴者，心脉也。心者，五脏六腑之大主也②。心为帝王，精

①　悬珠：比喻太阳。明·高启《赠步炼师祷雨》诗："明朝师归定何许，云里悬珠火如黍。"
②　帝曰……之大主也：语见《灵枢·邪客》。

神之所舍，其脏坚固，邪不能客，客之则伤心①。心伤则神去，神去则死矣，故诸邪之在于心者，皆在心之包络，包络者，心之脉，故少阴无俞焉②。一曰"包络"，为心之宫城，实外护也。

其诊配右尺，与手少阳三焦为表里，此出《内经》，其位在膈，而经脉上下相通也。

尤乘曰：叔和立说，以三焦合命门为表里，三焦命门，俱属相火，盖有深意，越人虽分左右，不言命门为相火之脏，此叔和所发明者也。按：《灵兰秘典》曰：膻中者，臣使之官③。而不及心包，则似膻中与三焦为腑脏。至其所云喜怒出焉者，又与心主之性相合，则意心主宣教，膻中奉令，言膻中，即言心包也。其三焦者，交膻中散络心包，下膈，则知心包、三焦，及命门俱属脏腑，虚灵之处，主持关键之机者是也，所以心包、三焦、命门俱属相火，辟之都市焉，出处不如聚处，故右尺乃相火聚处，故同诊见右尺，尺脉，肾脉之诊也，又合七节之旁中有小心，则知心包与肾通，况心包为血之母，性情亦不外乎肾六淫所中，暑则伤包，七情所害，悲则伤包，又房帏任意伤包络也，所以诊法同肾，故知三焦为孤腑明矣。寓诊于尺者，下焦也。叔和所配，乃统而言之，不及心包，殊不知心包即上焦也，又明矣。合上下而配诊亦未为不可也。

又按：东垣云：三焦有名无形，以象三才之用，故呼吸升降，水谷往来，皆恃此以通达，是以上焦在心下，主内而不出，中焦在胃

---

① 精神之所舍……客之则伤心：语本《灵枢·邪客》，原作"邪弗能容也，容之则心伤"。

② 心伤则神去……故少阴无俞焉：语本《灵枢·邪客》。

③ 膻中者臣使之官：语见《素问·灵兰秘典论》。

脘，主腐熟水谷，下焦在脐下，主分别清浊，出而不内统而论之，三才之用，本于中焦。中焦者，胃脘也，禀天五之冲气，阴阳清浊自此而分，十二经络自此而始，或不得其平，则寒热偏胜，虚实相反，营卫阻涩，清浊不分，而生诸病，故曰：气会三焦。手少阳脉，通于膻中，膻中者，臣使之官，为气之海，审此则知三焦者，冲和之本也。三焦相火，及心包之脉，人之元气也。周身何处无之，是名相火用事，主持阴阳之气，神明之腑也。

心包络补泻用药法

味甘，补；苦，泻；气热，补；寒，泻。

补黄芪、肉桂、菟丝、鹿血、芦巴、人参、沉香、苁蓉、犬肉、酒、补骨脂、圆眼。

泻大黄、黄柏、乌药、芒硝、栀子、枳壳。

温附子、干姜、沉香、川芎、犬肉、肉桂、益智、茴香、硫黄、烧酒、柏子仁、补骨脂。

凉黄柏、知母、黄芩、滑石、腊雪、山栀、黄连、柴胡、石膏、寒水石。

报使引经

柴胡上行，青皮下，熟地下行，川芎上，白术、丹皮、沙参、败酱。

总 书 目

I

伤寒论类方

伤寒论特解

伤寒论集注（徐赤）

伤寒论集注（熊寿试）

伤寒微旨论

伤寒溯源集

订正医圣全集

伤寒启蒙集稿

伤寒尚论辨似

伤寒兼证析义

张卿子伤寒论

金匮要略正义

金匮要略直解

高注金匮要略

伤寒论大方图解

伤寒论辨证广注

伤寒活人指掌图

张仲景金匮要略

伤寒六书纂要辨疑

伤寒六经辨证治法

伤寒类书活人总括

张仲景伤寒原文点精

伤寒活人指掌补注辨疑

诊　　法

脉微

玉函经

外诊法

舌鉴辨正

医学辑要

脉义简摩

脉诀汇辨

脉学辑要

脉经直指

脉理正义

脉理存真

脉理宗经

脉镜须知

察病指南

崔真人脉诀

四诊脉鉴大全

删注脉诀规正

图注脉诀辨真

脉诀刊误集解

重订诊家直诀

人元脉影归指图说

脉诀指掌病式图说

脉学注释汇参证治

针灸推拿

针灸节要

针灸全生

针灸逢源

备急灸法

神灸经纶

传悟灵济录

小儿推拿广意

小儿推拿秘诀

太乙神针心法

杨敬斋针灸全书

本　草

V